情绪障碍的
自我管理

苗丽娜　梁　晓◎著

台海出版社

图书在版编目（CIP）数据

情绪障碍的自我管理 / 苗丽娜，梁晓著. -- 北京：
台海出版社，2024. 8. -- ISBN 978-7-5168-3926-3

Ⅰ. R749.4

中国国家版本馆 CIP 数据核字第 2024J8V947 号

情绪障碍的自我管理

著　　者：苗丽娜　梁　晓

责任编辑：员晓博　　　　　　　　　　封面设计：姜宜彪

出版发行：台海出版社

地　　址：北京市东城区景山东街 20 号　　　邮政编码：100009

电　　话：010-64041652（发行，邮购）

传　　真：010-84045799（总编室）

网　　址：www.taimeng.org.cn/thcbs/default.htm

E‐mail：thcbs@126.com

经　　销：全国各地新华书店

印　　刷：河北鑫彩博图印刷有限公司

本书如有破损、缺页、装订错误，请与本社联系调换

开　　本：710 毫米×1000 毫米　　　1/16

字　　数：150 千字　　　　　　　印　　张：11.5

版　　次：2024 年 8 月第 1 版　　　印　　次：2024 年 8 月第 1 次印刷

书　　号：ISBN 978-7-5168-3926-3

定　　价：68.00 元

《心理健康与情绪管理丛书》

编委会总编审：张允岭

主　　　编：苗丽娜　梁　晓

副　主　编：赵　迪　张　琦　张云帆

编　　　委：苗丽娜　梁　晓　赵　迪　张　琦

张云帆　王柳丁　刘　悦　刘红喜

魏竞竞　贾　敏

前　言

　　情绪是我们内心世界的表达，是我们与外界、他人及自己连接的桥梁。正如鲁迅所言："人的悲欢并不相通，我只有我一个人。"每个人都有自己独特的情感体验，我们时而感到快乐，时而感到悲伤，而这一切构成了我们的情绪世界。然而，有时这些情绪无法轻易被控制，甚至演变成情绪障碍，成为我们生活中的负担与困扰。

　　情绪障碍是一种影响个体情绪体验、表达和调节能力的精神障碍。它表现为持续的抑郁、焦虑、恐慌，或是情绪不稳定、情绪冲动等症状。在现代社会中，情绪障碍的发病率逐渐增加，并且已成为一种全球性问题。因此，了解情绪障碍并学会有效的自我管理成为至关重要的技能。

　　本书旨在帮助读者深入了解情绪障碍的本质，学习如何进行有效的自我管理，并探讨社会支持对情绪障碍患者的重要性。首先，我们将介绍什么是情绪障碍，探讨其不同类型及症状特征，以便读者能够更加准确地识别自己可能存在的问题。其次，我们将探讨环境与情绪障碍之间的关系，探讨家庭、社交关系、职业等方面对情绪障碍的影响，帮助读者从根源上理解情绪障碍形成的原因。然后，我们将深入探讨情绪障碍的自我管理策略，包括认知行为疗法、应激管理、情绪调节等方法，帮助读者建立有效的应对机制。最后，我们将探讨情绪障碍患者在社会支持方面的需求，介绍社会支持对恢复和康复的重要性，以及如何寻求和利用社会支持资源。

　　在此，我要感谢所有为本书提供支持和帮助的人们，他们的知识、经验和奉献精神为本书的完成提供了重要保障。希望通过本书的阅读，读者能够更好地了解情绪障碍，并在实践中获得有效的帮助和支持，走出情绪困境，重拾生活的乐趣和活力。

最后，希望本书能为所有希望了解和学习情绪障碍自我管理的读者提供有益的指导和帮助。愿每一个与情绪障碍奋斗的人都能够找到内心的平静和力量，勇敢面对挑战，实现自我的成长与发展。

目　录

第一章　情绪障碍的定义

情绪，这一人类智慧的多彩画笔，不仅丰富了我们的内心世界，也深刻影响着我们的日常生活。然而，当情绪的波动变得剧烈而不可预测时，它们便可能演变成情绪障碍（Mood Disorders）——一种悄无声息却能深刻改变个体生活的心理健康问题。在这一部分，我们旨在深入探讨情绪障碍的复杂性，从生物学的微妙化学平衡到心理学的深层认知模式，再到社会环境的广泛影响，我们将一一剖析这些因素如何共同作用于情绪的波动。

情绪障碍并非新鲜事物，它们伴随着人类文明的发展而演变。从古希腊的四体液说到现代的生物医学模式，人类对情绪障碍的认识和治疗方法经历了翻天覆地的变化。我们将带您穿越历史的长河，探索不同文化背景下对情绪障碍的理解和处理方式，揭示文化差异如何塑造我们对情绪障碍的认知和应对策略。

第一节　情绪障碍

情绪是人类体验中不可或缺的一部分，它们赋予了我们生活的色彩和意义。然而，有时情绪会变得难以控制，甚至会严重影响我们的日常生活。情绪障碍便是这样一组复杂的心理健康问题，它们让人的情绪如同坐上了过山车般起伏不定，仿佛在经历一场永无止境的情感大戏。无论是抑郁症带来的无尽低谷，还是双相情感障碍中的狂喜与绝望交替，情绪障碍都在悄无声息中改变着我们的思维、情感和行为。

在这节中，我们将深入探讨情绪障碍的多样性及其成因，揭示大脑中的化学反应如何影响情绪波动，探讨心理学对情绪管理的理解，以及社会环境对情绪的潜在影响。针对造成情绪障碍的因素，提出科学的应对方法。通过全面的分析，希望能够为读者提供一个清晰的视角，帮助大家更好地理解和应对情绪障碍。

一、情绪障碍：探索情绪的世界

什么是情绪障碍呢？情绪障碍不是一种单一的疾病，它就像心理健康问题的一个"超级市场"，里面有各种各样的"情绪商品"，包括抑郁症、焦虑症、双相情感障碍（也叫躁郁症）、惊恐障碍、社交焦虑障碍和强迫症等。情绪障碍就好比是一群在会议室里开疯狂派对的小精灵，它们有时候欢快地跳舞，有时候又闹脾气赌气，搞得你心情跌宕起伏，摇摆不定。这些捣蛋鬼会时不时搞出乱七八糟的状况，让你感觉像是坐在过山车上一样，忽上忽下，难以捉摸，不知道下一刻会有什么惊喜或"惊吓"在等着你。所以，情绪障碍会让你的情绪变幻莫测，时而甜蜜，时而酸楚，时而快乐，时而忧郁。

（一）大脑里的情绪化学反应：探索情绪的来源

情绪障碍的成因与遗传、生物化学、心理、社会和环境等因素有关，多种因素相互交织，相互影响。在谈到情绪障碍时，不能不提到大脑这个"化学实验室"。大脑里的神经递质（如5-羟色胺、多巴胺和去甲肾上腺素）如果失去了平衡，就像化学实验出了错，情绪也会跟着出问题。此外，神经影像学研究发现，某些大脑区域（如杏仁核和前额叶皮质）也可能在情绪障碍中扮演了重要角色。心理学家们发现，思维消极、情绪调节能力差、应对策略不当和某些人格特质（比如过于敏感）都可能让人更容易陷入情绪障碍的泥潭。生活中的压力事件、缺乏社会支持、不和谐的家庭环境以及文化背景等社会环境因素也可能成为情绪障碍的"陷阱"。这些因素就像是生活中的"绊脚石"，让你在情绪的道路上跌跌撞撞。

（二）情绪障碍的"侦探游戏"：情绪障碍的诊断

正确诊断情绪障碍是治疗的前提，情绪障碍的诊断一般包括症状识别、详细询问、心理评估、身体检查、专业诊断几个方面。情绪障碍的诊断首先需要通过症状识别。比如，抑郁症患者可能会感到沮丧、失眠、食欲减退，而焦虑症患者可能有焦虑不安、心跳加快等症状。医生会详细询问病史和症状持续时间，以帮助做出准确诊断。患者配合回答问题，描述自己的感受和体验。这个过程中，医生可能会使用一些心理评估工具，如抑郁症筛查问卷、焦虑评估量表等，来帮助确认诊断。有些情绪障碍的症状与其他身体疾病相似，因此医生可能还需要进行一些身体检查，以排除其他可能的疾病。最终的诊断需要由专业医生做出。医生会综合症状、病史、心理评估等信息，做出准确的诊断。

情绪障碍的诊断需要医生和患者的密切合作。患者可以通过诚实地描述症状、提供详细的病史、遵循医生的指导等方式配合医生进行情绪障碍的诊断。首先，患者需要诚实地描述自己的症状和感受，包括情绪波动、睡眠情况、食欲变化等。详细而准确的描述可以帮助医生更快地做出正确诊断。其次，患者应提供自己的病史，包括之前是否有过类似的情绪问题、家族中是否有相关疾病史等信息。这些信息对于医生了解病情非常重要。此外，为了明确诊断，患者需在医生的指导下完成一些心理评估问卷或进行一些身体检查，这些评估可以提供重要的诊断依据。

总的来说，诊断情绪障碍就像是进行一场"侦探游戏"，医生们就像是情绪障碍的"福尔摩斯"，通过蛛丝马迹来确定问题所在。患者与医生之间的合作是诊断情绪障碍的关键。通过积极配合医生的工作，患者可以辅助医生及早、准确地识别疾病，从而获得更早、更好的治疗效果，提高康复的概率。

（三）情绪障碍的"多管齐下"：探索情绪障碍的治疗

治疗情绪障碍的方法多种多样，包括药物治疗、心理治疗、认知行为疗法、生活方式的改变和社会支持。对于一些情绪障碍，如抑郁症和焦虑症，医生可能会建议患者服用一些特定的药物来帮助缓解症状。这些药物通常包括抗抑郁药物、抗焦虑药物等，需要在医生的指导下使用。心理治疗是治疗情绪障碍非常重要的一部分。通过与心理医生的交谈和辅导，患者可以认识自己的情绪问题，解决内心冲突，并培养积极的心理应对策略。认知行为疗法是一种常用的心理治疗方法，通过帮助患者认识和改变消极的思维模式和行为习惯，有助于改善情绪问题。改变不良的生活方式习惯也可以帮助缓解情绪障碍，如规律作息、健康饮食、适量运动等。保持健康的生活方式可以提高心理健康水平。此外，亲朋好友的支持和理解对于患者康复非常重要。参加支持团体或寻求心理咨询也可以帮助患者更好地面对情绪障碍。就像打怪升级一样，治疗需要多管齐下才能见效，通常需要综合运用药物治疗、心理治疗和生活方式改变等方法。

值得注意的是，在情绪障碍的研究前沿，科学家们正努力揭开大脑的结构和功能与情绪障碍的关系，探索基因变异与情绪障碍的联系，并开发数字工具和应用程序来辅助情绪障碍的诊断、治疗和日常管理。文化神经科学也在研究文化差异如何影响情绪障碍的体验和治疗反应。科技的发展让情绪障碍的治疗进入了"新篇章"。

（四）情绪障碍面临的挑战

情绪障碍不仅是心理健康领域的一大挑战，更是社会和文化层面需要共同面对的问题。随着科学研究的不断深入，我们对情绪障碍的理解也在不断加深。从大脑的神经化学反应，到心理学的认知行为疗法，再到社会环境的影响，每一个方面都为我们揭示了情绪障碍的复杂性和多样性。

在未来，我们面临的任务不仅仅是提高诊断的准确性和治疗的有效性，还需要致力于减少病耻感，提升患者的生活质量。跨文化研究的开展也让我们认识到，情绪障碍在不同文化背景下有着不同的表现形式和治疗需求，这需要我们在提供医疗服务时更加灵活和包容。科技的发展为情绪障碍的管理带来了新的契机。数字工具和应用程序的出现，使得情绪障碍的诊断和治疗变得更加便捷和个性化。同时，基因研究和神经影像学的进展，也为我们提供了新的治疗思路和方法。

情绪障碍领域未来面临的挑战包括提高诊断的准确性、开发更有效的治疗方法、减少病耻感和提高患者的生活质量。这些挑战就像是情绪障碍的"终极任务"，需要我们不断努力去攻克。总之，情绪障碍虽然复杂且多变，但通过科学的研究和社会的共同努力，我们完全有能力帮助那些受其困扰的人们找到光明的出口，为每一个情绪障碍患者创造一个更加美好和充满希望的未来。

第二节　情绪障碍的历史视角

一、古代对情绪障碍的奇思妙想

（一）古希腊与古罗马时期：体液大戏

古希腊时期，医学之父希波克拉底将情绪障碍归因于体液失衡，这一理论被称为"四体液说"。他仿佛是古代的"情绪调酒师"，认为血液、黏液、黄胆汁和黑胆汁这四种体液在人体内的平衡决定了个体的健康状况。特别是黑胆汁，被认为是抑郁症的根源，仿佛是情绪鸡尾酒中那一小勺让人忧郁的苦艾酒。希波克拉底的这一理论不仅在医学上产生了深远的影响，也在文学和艺术作品中留下了印记。例如，古希腊剧作家索福克勒斯在其作品中描述了人物因体液失衡而产生的情绪波动，就像是在上演一场"情绪过山车"的戏剧。

古罗马时期，盖伦作为希波克拉底理论的继承者，进一步发展了体液学说。盖伦认为，除了体液失衡外，环境因素、生活习惯和个人性格也会影响情绪健康。他提倡通过调整饮食、使用草药和进行心理疏导来治疗情绪障碍，仿佛是开出了一份"情绪健康药方"。

（二）古印度与中国：气与体质的平衡术

想象一下，古印度的阿育吠陀医学体系里，有三位神秘的角色，它们是情绪的守护者，被称为"情绪三剑客"——Vata、Pitta 和 Kapha。它们在人体内担负着平衡情绪的重任，但当它们开始闹脾气、不和谐时，人的情绪就会像被风吹动的湖面，波涛起伏。

轻盈的 Vata，就像是个容易紧张的舞者，皮肤干燥，体重轻，总是容易感到焦虑和恐惧。如果 Vata 跳起了不和谐的舞蹈，它可能会让我们陷入焦虑、恐惧、失眠和情绪的旋涡。Pitta 则是热情的，它是个中等体型的战士，皮肤温暖，容易出汗。当 Pitta 的火焰燃烧得过旺时，愤怒、嫉妒、压力和过度自信就会像火山爆发一样喷涌而出。而 Kapha 则是沉稳的，它是个体重较重的守护者，皮肤光滑，容易懒惰和满足。但如果 Kapha 过于沉溺于安逸，它可能会让我们变得懒惰、抑郁，甚至过度依赖，缺乏前进的动力。

阿育吠陀医学强调整体治疗，包括草药治疗、瑜伽、冥想和生活方式的调整。对于 Vata 的太过活跃，阿育吠陀有它的秘诀：用温暖、湿润的食物来安抚它，比如一碗热腾腾的南瓜汤；做做瑜伽，让身体像柳枝一样柔软；冥想，让心灵像湖水一样平静。而热情如火的 Pitta 有时候过于炽热，让我们内心焦躁。对付它，我们需要一些温和的策略：用冷凉、清淡的食物来给它降降温，比如一盘新鲜的沙拉，一杯清凉的牛奶，或是一勺甜蜜的冰激凌。别忘了那些苦涩的草药茶，尤其是薄荷和甘草茶，它们就像是园丁手中的水壶，轻轻浇灌，让 Pitta 的火焰变得柔和。Kapha 有时候过于湿润和沉重。为了不让土壤变得过于黏重，通常需要一些辛辣的食物来激活它，就像给土壤松松土。同时，要避免过多的甜食和油腻食物，就像避免过多的水分让土壤变得泥泞。

在古代中国，中医理论认为情绪障碍与"气"的流动有关。《黄帝内经》中提到"七情"（喜、怒、忧、思、悲、恐、惊）对人体健康的影响，这七情就像是情绪世界的"七色彩虹"，当它们失衡时，就会导致身体机能失调。中医治疗情绪障碍的方法包括针灸、草药、气功和食疗等。针灸通过刺激特定的穴位来调节气的流动，草药用于调和体内的阴阳平衡，气功和太极则通过呼吸和动作的协调来促进气的顺畅流动，仿佛是在进行一场"身心太极"。

二、中世纪的情绪魔法

（一）欧洲中世纪：驱魔与宗教仪式

在欧洲中世纪，情绪障碍常被归咎于超自然力量的作用。当时的人们普遍相信，抑郁症和躁狂症是魔鬼附身或神灵惩罚的结果，这就像是情绪世界中的"黑暗魔法"。这一时期的医学实践与宗教信仰紧密相连。例如，教会的神职人员会为患者举行驱魔仪式，试图驱逐附身的邪恶力量。此外，修道院成了提供精神治疗的场所。

（二）伊斯兰黄金时代：医学的曙光

在伊斯兰黄金时代，阿拉伯医学家对情绪障碍的理解和治疗方法取得了显著进展。这一时期的医学家不仅继承了古希腊的医学知识，还融入了伊斯兰哲学和文化元素，仿佛是为情绪障碍研究点亮了一盏"智慧之灯"。

阿维森纳是这一时期著名的医学家之一，他在《医典》中详细描述了抑郁症和躁狂症的症状，并提出了基于体液学说的治疗方法。阿维森纳强调心理因素在情绪障碍中的作用，并提倡使用心理治疗和药物治疗相结合的方法，就像是开出了一份"心灵与身体双重奏"的药方。

三、文艺复兴与启蒙运动：科学的曙光

（一）文艺复兴：从迷信到科学

文艺复兴时期，随着人文主义的兴起，人们开始重新审视古代文化和知识。这一时期的学者开始质疑中世纪的宗教迷信，转而寻求更为科学的解释，仿佛走出了"黑暗森林"，迎接"科学曙光"。

在这一背景下，情绪障碍逐渐被视为一种医学问题，而非超自然现象。医生和学者开始探索更为理性的治疗方法，如药物治疗和心理疏导，仿佛是在为情绪障碍患者开出了"科学处方"。

（二）19 世纪：精神病学的兴起

19 世纪，随着工业革命的推进，社会结构和生活方式发生了巨大变化，这为精神病学的发展提供了新的土壤。这一时期的医生开始对情绪障碍进行更为系统地分类和研究，仿佛是在绘制情绪障碍的"科学地图"。

法国医生让-艾蒂安·多米尼克·埃斯基罗尔是精神病学的重要奠基人之一。他将情绪障碍分为抑郁症和躁狂症，并提供了详细的临床描述，为情绪障碍的分类起到了奠基作用。德国医生埃米尔·克雷佩林被誉为现代精神病学之父。他首先提出了"躁郁症"的概念，将情绪障碍视为一种独立的精神疾病，并与其他精神疾病区分开来，在情绪障碍研究领域中起到了"科学里程碑"作用。

四、20 世纪：精神分析与生物医学的碰撞

（一）精神分析学派的崛起

20 世纪初，精神分析学派的创始人西格蒙德·弗洛伊德提出了情绪障

碍的心理动力学理论。弗洛伊德认为，情绪障碍源于潜意识中的冲突和未解决的情感问题。

弗洛伊德的理论强调了潜意识在情绪障碍中的作用。他提出了自由联想和梦的分析等治疗方法，试图揭示潜意识中隐藏的冲突和欲望。

（二）生物医学模式的兴起

与此同时，生物医学模式逐渐成为研究情绪障碍的主流。这一模式强调生物学因素在情绪障碍中的作用，并寻求药物治疗的方法，仿佛是在为情绪障碍治疗寻找一把"生物学钥匙"。

20世纪50年代，抗抑郁药物的发现和应用，为情绪障碍的治疗带来了重大突破。这些药物通过调节大脑中的化学物质，来改善情绪症状，仿佛是在情绪障碍治疗中按下了"化学重置键"。

20世纪80年代，选择性5-羟色胺再摄取抑制剂（SSRIs）的问世进一步提高了抑郁症的治疗效果。

五、当代：多学科交融的新时代

（一）当代诊断标准

当代对情绪障碍的诊断主要依赖于《精神疾病诊断与统计手册》（DSM）和《国际疾病分类》（ICD）。这两个标准提供了详细的诊断标准和分类系统，使得情绪障碍的诊断更加标准化和科学化。DSM和ICD的诊断标准不仅包括症状的描述，还包括病程、严重程度和排除其他疾病的标准。这些标准为医生提供了一个清晰的框架，能帮助他们准确地诊断情绪障碍。

（二）当代治疗方法

当代情绪障碍的治疗方法包括药物治疗、心理治疗和其他辅助治疗。这些治疗方法的结合，为情绪障碍患者提供了更为全面的治疗方案。

药物治疗包括抗抑郁药物、情绪稳定剂和抗精神病药物。这些药物通过调节大脑中的化学物质，来改善情绪症状和控制情绪波动。心理治疗包括认知行为疗法（CBT）、人际关系疗法（IPT）和心理动力学疗法。这些治疗方法通过改变患者的思维模式、改善人际关系和解决潜意识冲突，来帮助患者恢复心理健康。其他辅助治疗方法如电休克疗法（ECT）和重复经颅磁刺激（rTMS）也在临床中应用广泛。这些治疗方法通过物理手段，直接作用于大脑，以改善情绪症状。

（三）前沿研究

近年来，情绪障碍的研究取得了许多进展。遗传学研究通过全基因组关联研究（GWAS）发现了与情绪障碍相关的基因变异。神经影像学研究利用功能性磁共振成像（fMRI）和其他神经影像技术研究情绪障碍患者的大脑结构和功能异常。生物标志物研究则寻找与情绪障碍相关的生物标志物，如血清素、多巴胺水平等。这些生物标志物有助于改进情绪障碍的诊断和治疗，仿佛是在情绪障碍研究中寻找"生物指纹"。新型治疗方法如深部脑刺激（DBS）在治疗难治性抑郁症方面显示出潜力。DBS通过植入电极，直接刺激大脑的特定区域，以改善情绪症状，仿佛是在情绪障碍治疗中使用了"神经遥控器"。

六、未来研究方向：情绪障碍的无限可能

未来的研究将继续探索情绪障碍的神经机制、心理社会风险因素以及文化对情绪障碍的影响。跨学科合作将是推动该领域发展的关键，通过整合不同学科的知识和方法，我们可以更全面地理解情绪障碍，并开发出更有效的治疗和预防策略。未来的研究可能会集中在对神经机制的深入研究，利用先进的神经影像技术和电生理方法，深入探索情绪障碍的神经基础；对心理社会因素的全面分析，研究个体的心理特征、社会环境和生活事件如何共同作用，导致情绪障碍的发生和发展；对生物标志物的发现和应用，寻找和验证与情绪障碍相关的生物标志物，以改进诊断和治疗；对新型治

疗方法的开发，探索如深部脑刺激（DBS）、基因治疗等新型治疗方法，以提高难治性情绪障碍的治疗效果；对跨学科合作的加强，加强心理学、精神病学、神经科学、社会学和人类学等学科之间的合作，共同推动情绪障碍研究的进展。

总之，情绪障碍的研究和治疗是一个不断发展的领域。随着科学技术的进步和跨学科合作的加强，我们有理由相信，未来我们将能够更深入地理解情绪障碍，为患者提供更有效的帮助和支持。

第三节　情绪障碍的文化背景

虽然情绪障碍在全球都有发生，但文化背景对情绪障碍的表现、诊断和治疗都有着深远的影响。本节通过比较中西方文化对情绪障碍的影响，探讨文化差异对情绪障碍的影响。

一、中西文化背景下的情绪障碍

（一）情绪障碍的文化表现

在西方，抑郁症就像是一位长期住在你心里的悲伤小精灵，它会让你感到持久的忧伤，丧失对生活的兴趣，甚至连曾经最爱的活动都变得索然无味。这个小精灵还会带来睡眠障碍、食欲减退和疲劳感，搞得你焦头烂额。在西方，心理健康专业人士通常会通过这些症状来识别和诊断抑郁症。

而在中国，抑郁症患者的表现更像是一场神秘的魔术表演，他们可能会把情绪困扰通过身体症状表现出来，比如疲劳、头痛和胃肠不适。更多地表现为心理上的烦恼让人疲惫不堪。他们可能会频繁光顾医院，抱怨身体各种不适，但很少直接提及情绪问题。这种文化差异就好比是在中国，你要找的不是心理医生，而是一位能看破你身体症状背后隐藏的心理变化的魔术师。

这种文化差异可能与不同文化背景下人们的思维和表达方式不同有关，西方人更喜欢直面问题，而中国人更多的是试图解开内心的结。其实，本质并无大的区别，只是方式不同，无论是西方人还是中国人都在努力寻找那个隐藏在身体和心灵深处的小精灵，希望能够将它们一一揭露，让人们重获内心的平衡。

（二）中西文化对情绪的理解

当谈到情绪表达时，西方文化像是一个鼓励你尽情表达自我情感的热闹派对，而东方文化则更像是一个讲究克制和社交礼仪的高级茶话会。在西方，你要是感到高兴、愤怒或者悲伤，大可放手一搏，尽情张扬。你可能会在西方的大街上看到人们尖叫欢呼，或者在咖啡店里激动地分享自己的人生苦乐。这种情绪的自由释放不仅被认为是正常的，还被鼓励，毕竟表达情感被视为是健康和自我实现的一部分。相反，在东方文化中，情绪的表达往往是含蓄且克制的，公开表达负面情绪可能会被视为不成熟或自私的行为。所以，很多人选择将自己的情绪压抑在心底，以免给他人添麻烦。这种情绪的内藏和掩盖可能会导致情绪问题更不易被察觉和处理。

东西方文化差异导致的情绪表达方式的不同解释了为什么在西方，情绪障碍更容易被识别和讨论，而在东方，情绪问题更容易藏匿和被忽视。或许我们可以把这种文化差异比作是一场关于情感表达的大戏，西方的是热烈的歌舞，东方的是含蓄的优美舞姿。但是，不同的舞台，不同的表演，都是为了同一个目的——表达自我，寻求内心的平衡。

（三）文化对情绪障碍的影响因素

在西方，个体的自我实现和独立性就像是一场永远不停的马拉松比赛，压力和竞争成了常客。就好比在美国，人们为了追求职业成功和个人成就，常常会面临着焦虑和抑郁的挑战。许多人为了追逐"美国梦"而不断努力，但这种高强度的竞争环境就好比是一场永无止境的马拉松比赛，让情绪障碍的风险也随之增加。

在东方，家庭和社会关系的压力更像是一场紧张刺激的家庭游戏，家庭责任和社会期望成了情绪障碍的重要诱因。在中国，家庭被视为社会的基本单位，个人的行为和成就往往与家庭的荣誉和责任紧密相连。年轻人肩负着来自父母和社会的巨大期望，比如要有优秀的学业成绩、稳定的职业和幸福的婚姻。这些压力就好比是一场家庭游戏，让人们在期望和现实之间不断挣扎，以至于在无法满足这些期望时，感觉就像是输掉了这场游戏。

（四）文化对情绪障碍的诊断与治疗的影响

文化背景不仅影响情绪障碍的表现和成因，还对其诊断和治疗产生重要影响。在西方文化中，心理健康服务相对完善，公众对心理健康问题的认知度较高。心理咨询和治疗被广泛接受，许多人会主动寻求专业帮助。西方的心理治疗方法，如认知行为疗法（CBT）、精神分析和药物治疗，已被广泛应用并取得良好效果。

然而，在东方文化中，心理健康问题仍然存在一定的污名化。许多人认为承认自己有情绪障碍是"丢脸"的事情，担心会被视为"精神不正常"或"软弱"。因此，许多人选择隐瞒自己的情绪问题，甚至拒绝寻求专业帮助。这种文化背景使得心理健康问题在东方文化中更难被识别和治疗。

二、对情绪障碍的文化敏感性的干预策略

（一）西方的干预策略

在西方，情绪障碍的干预策略通常包括认知行为疗法（CBT）、药物治疗和心理咨询。这些方法强调个体的自我认知和情绪管理，旨在帮助患者重新构建积极的思维模式。

CBT 是一种广泛应用于西方的心理治疗方法，旨在通过改变负面的思维模式和行为来改善情绪障碍。CBT 的核心理念与我们的思维、情绪和行为是相互关联的，通过改变思维可以改变情绪和行为。例如，一位抑郁症患者可能会认为"我什么都做不好"，这种负面的思维会导致情绪低落和行为退缩。通过 CBT，患者可以学会识别和挑战这些负面的思维模式，逐渐建立起更积极的思维方式。

药物治疗在西方文化中也是治疗情绪障碍的重要手段。抗抑郁药物、抗焦虑药物和情绪稳定剂等药物可以调节大脑中的化学物质，从而改善情绪状态。然而，药物治疗并不是万能的，通常需要与心理治疗结合使用，以达到最佳效果。

心理咨询在西方文化中被广泛接受，许多人会定期与心理咨询师交流，分享自己的情感和困扰。心理咨询师通过倾听、共情和指导，帮助患者更好地理解和处理自己的情绪问题。这种人际互动的治疗方式在西方文化中被视为一种有效的情绪调节手段。

除了这些方法之外，还有其他一些治疗方式在西方也备受关注，比如心理教育、艺术治疗、运动疗法等，它们在不同情况下也能发挥重要作用。在实际治疗中，通常会根据患者的具体情况和需求，结合多种治疗方式，以期达到最佳的治疗效果。

（二）东方的干预策略

在东方文化中，传统的中医药疗法和太极等方法被广泛应用于情绪障碍的治疗。这些方法强调身心的整体平衡，注重通过调节身体来改善情绪。例如，中医认为情绪障碍是由气血失调引起的，通过针灸、草药和推拿等方法可以调节气血，恢复身体的平衡，从而改善情绪状态。中医药疗法注重疏通经络、调和气血，以及通过中草药调理身体，从而稳定情绪。

太极是东方文化中特有的身心调节方法，通过缓慢的身体运动和深呼吸，帮助人们放松身心、减轻压力。这些方法不仅有助于身体健康，还可以改善情绪状态，预防和治疗情绪障碍。它们强调通过调整呼吸和身体姿势来平衡身心，从而影响情绪状态的稳定。

此外，家庭和社会支持在东方文化中的重要性也体现在情绪障碍的干预中。家庭治疗和社区支持常常被纳入治疗计划。在东方文化中，家庭被视为情感支持的主要来源，家庭成员之间的关爱和支持对情绪障碍的康复起着重要作用。社区支持也同样重要，通过社区活动和互助小组，人们可以获得更多的情感支持和社会联系，促进情绪健康。这种强调社会和家庭支持的治疗方式体现了东方文化中人际关系和情感联系的重要性。

（三）跨文化干预策略

鉴于中西方文化在情绪障碍表现和处理方式上的差异，跨文化干预策略显得尤为重要。跨文化心理治疗强调尊重和理解患者的文化背景，同时结合不同文化的优势，制定个性化的治疗方案。

例如，在西方文化背景下引入东方的冥想和放松技术，就像是给大脑来了一场舒缓的 SPA。冥想是一种通过静坐和专注呼吸来调节情绪的方法，已被证明对抑郁症和焦虑症有显著的治疗效果。通过冥想，患者可以学会更好地控制自己的情绪，减少负面情绪的影响。

在东方文化背景下推广 CBT，就像是给思维来了一场大扫除。尽管 CBT 起源于西方，但其核心理念和技术可以在不同文化背景下应用，通过适当的文化调整，使其更符合东方文化的特点。例如，在进行 CBT 时，可以更多地考虑家庭和社会关系的影响，帮助患者在处理情绪问题时更好地平衡个人和家庭的需求。

此外，跨文化干预策略还需要加强对文化差异的认识和理解。心理健康专业人士需要接受跨文化培训，了解不同文化背景下的情绪障碍表现和处理方式，提高文化敏感性。这不仅有助于提高治疗效果，还可以减少文化误解和偏见，促进跨文化交流与合作。就像是在心灵的大舞台上，不同文化的表演者们共同合作，演绎出一场跨文化的精彩交响乐！

　　情绪的社会分享和建构是理解情绪障碍社会文化背景的重要概念。情绪不仅仅是个体的内在体验，也是社会互动和沟通的结果。通过情绪的社会分享，我们可以获得社会支持，减轻情绪压力，这就像是心灵的共鸣，让我们在情绪的旅程中不再孤单。

第二章　情绪障碍的分类

当我们谈论情绪障碍时，通常意味着个体的情绪状态偏离了正常范围，给日常生活和人际关系带来了困扰。情绪障碍并非一种简单的心理问题，而是一种涉及心理、生理和环境因素交织而成的综合性疾病。它可以影响我们的情绪反应、行为和认知能力，给我们的生活带来不同程度的负面影响。在日常生活中，我们可能遇到抑郁、焦虑、双相情感障碍等各种情绪障碍，它们会以不同的方式体现出来，影响着我们的生活和工作状态。在本章中，我们将一起深入探讨几种常见的情绪障碍：抑郁症、焦虑障碍、双相情感障碍、强迫症和创伤后应激障碍，帮助读者更好地了解和面对这些常见但易被忽视的心理健康问题。

第一节　抑郁症

抑郁症是一种常见的情绪障碍，严重影响了患者的生活质量和社会功能。本节将通过提供关于抑郁症的定义、症状、原因、诊断和治疗等方面的科学信息，帮助读者更好地了解这一疾病。

一、忧伤到底有多重？——探讨抑郁症的真相

抑郁症，又称临床抑郁症或抑郁性障碍，通常表现为持续的悲伤、失

去兴趣或快乐感、自我否定和对日常活动的丧失兴趣。抑郁症并非一种情绪波动或暂时的情绪低落，而是持续时间较长且影响日常生活的疾病。

抑郁症的主要症状包括：持续的悲伤、绝望和情绪低落；失眠或过度睡眠；体重变化和食欲变化；疲劳和缺乏活力；难以集中注意力或做出决定；感到自我无价值，社交和人际交往困难。抑郁症的发病原因是多因素复合作用的结果，包括遗传因素、生理因素、环境因素和心理社会因素。神经递质不平衡、慢性压力、童年创伤、药物滥用等都与抑郁症的发病相关。抑郁症的诊断通常由专业的心理医生或精神科医生进行。根据临床表现和病情严重程度的不同，抑郁症可以分为不同类型。常见的抑郁症类型包括持续性情感障碍、重性抑郁障碍、季节性情感障碍和产后抑郁症等。

二、常见的抑郁症类型

（一）持续性情感障碍——长期"心情低迷"的幕后黑手

说起心情低迷，最让人印象深刻的是凡·高的《星空》。那是他饱受精神折磨在精神病院住院时所画。困扰他的幕后黑手就是被称为持续性情感障碍（Persistent Depressive Disorder，PDD），又称"心境恶劣症"或"慢性抑郁症"的家伙。想象一下，你的心情就像是被卡在了"低谷模式"，而且这种状态持续了两年（对于儿童和青少年则至少持续一年）或更长时间。PDD 的症状可能较轻，好似一滴墨水慢慢扩散，但其持久性和长期性可能对生活质量和身体功能产生严重影响。这就好比是一场慢性消耗战，不疾不徐地腐蚀着患者的生活。

持续性情感障碍的症状可以表现为：

长时间的沮丧：几乎每天大部分时间都感到沮丧，仿佛心情被按了"低落开关"，心情坏到连看喜剧都笑不出来的程度。

兴趣或愉悦感减少：对各种活动都不感兴趣或快乐感减少，曾经的"快乐源泉"变成了"枯井"。

自尊感丢失：开始怀疑自己是不是从来就没做过什么了不起的事，常进行自我批评，感觉自己无能或不值。脑海中总有个"负面小人"在捣乱。

永远充不满的电池：即使没有做辛苦的工作也感到疲惫。每天都在"电量不足"模式下运行。总是没有精力，好像永远都在打盹。

注意力像蚊子一样飞来飞去：集中注意力变得异常艰难，做决定或思考时效率低下，脑子里仿佛装了个"迷雾生成器"。

"夜猫子"或者"睡美人"：夜晚辗转反侧或者整天想睡觉。睡觉变成了"失眠大冒险"或"过度嗜睡大赛"。

食欲如过山车：有时候胃口大开，有时候又对食物不屑一顾。体重和食欲像坐上了"过山车"。

悲观或绝望感：对未来持悲观态度，感到无望。生活中的"希望之光"变得微弱。

社交活动减少：由于抑郁情绪，取消或回避社交活动。社交活动变成了"避之不及"之事。

慢性身体症状：如头痛、胃痛和消化不良，这些症状不易通过治疗得到缓解。身体时不时发出"报警信号"。

PDD 的成因与多种因素有关：遗传因素、大脑神经递质不规则传递、生活中的重大变故，如失去亲人、感情问题、工作压力甚至长期的负面生活琐碎事件，都可能招来 PDD。

PDD 的治疗包括心理治疗、生活方式调整、家庭和社会支持及药物治疗等方面。心理治疗通常包括认知行为疗法和人际治疗（IPT）等，可以通过锻炼积极的思维和行为模式帮助患者重新"装修"其内心世界，把那些灰色的思考粉刷成温暖的粉色。积极的生活方式调整包括养成规律的锻炼、健康的饮食和充足的睡眠等好习惯，它们可以刺激产生积极乐观的心态，对于重塑内心的色彩有积极作用。家庭和社会支持对患者康复至关重要，长期的低迷情绪在知道有人与你同行时，总会让旅途变得更容易些，能够带给患者走出阴霾的力量。此外，在感觉自己持续情绪低迷时积极寻求专业人士帮助和治疗是至关重要的，包括在医生指导下的药物治疗是对抗慢性抑郁的重要手段。

持续性情感障碍如同大海中微小的波动，虽然不像风暴那般激烈，但长时间积累下，也能演变成翻滚的巨浪。重要的是，不要把自己困在这片海域，勇敢抬起船桨，向着港口划去。要记住你并不是孤军奋战！帮助就在前方，只要伸出手去。

（二）重性抑郁障碍——忧郁大魔王，又"抑"又"郁"

重性抑郁障碍（Major Depressive Disorder, MDD）这位不速之客，通常用显著的情绪低落或失去兴趣、愉悦感标记它的入侵。入侵时间长达至少两周，让人几乎无处躲闪。它是一种非常真实的精神健康问题，患者并非故意如此，也无法凭意志力自行摆脱。相反，抑郁症往往伴有强烈的无助感和自我羞愧，患者会觉得自己是个"废人"。这种"罪疚感"进一步加重了抑郁症状，形成恶性循环。我们要理解，抑郁并不代表患者意志力薄弱，相反，这需要更大的勇气去面对和寻求帮助。

对重性抑郁障碍患者来说，仅仅起床梳洗都可能成为巨大的挑战。他们常常失去对生活的兴趣和热情，即使是平时最爱做的事情，也变得索然无味。即便身体上没有明显的疾病，他们也常常感到疲惫乏力，难以集中注意力。有人形容抑郁就像"生活笼罩在一片阴霾之下"。这种持续的情绪低迷和活力衰减，严重影响了患者的日常生活、工作和社交。

重性抑郁障碍的症状包括但不限于：

沮丧情绪：就像被困在没有阳光的地下室，感到深深的悲伤、绝望和空虚，往往表现为持续性，无休无止。

乐趣缺失：对生活中曾经感兴趣的事物失去乐趣，那些曾点亮生活的火花现在亮不起来了。

食量大变：就算冰激凌和比萨放在前面，也难以激起丝毫食欲。

睡不好觉：不是眼巴巴看着天花板到天明，就是不断按下归零键的贪睡。

疲劳不堪：严重的体力和精力下降，全身没劲儿，没有力气做任何事。

自我否定：内心充满了对自己的质疑和不切实际的内疚等负面认知。

注意力下降：注意力难以集中和记忆力受损，就连做决定这种小事也变得异常艰难。

死亡念头：反复出现自杀倾向，探索终极问题变成了日常。

导致重性抑郁障碍的病因相当复杂，可能包括遗传因素、神经生物学异常、心理社会压力等多种因素。研究发现，重性抑郁障碍患者大脑中负责情绪调节的神经递质如血清素、多巴胺等存在紊乱。此外，一些创伤性的生活事件，如失去亲人或丧失工作，也可能诱发抑郁。个人性格特点如悲观倾向、完美主义，以及缺乏有效的社会支持网络等都会增加抑郁的风险。

虽然目前没有明确单一致病因素可以解释它的成因，但是我们必须破解抑郁的"生物——心理——社会"谜团，采取全面的预防和治疗措施，才能更好地帮助患者重拾对生活的希望。重性抑郁障碍的治疗需要专业医生根据具体情况制定个性化的治疗方案。有时需要尝试不同的药物或调整剂量，直到达到最佳疗效。同时，心理治疗也非常重要，能帮助患者重建积极的思维模式和生活方式。通过联合药物、心理治疗等多方面的力量，大多数重性抑郁障碍患者都能重拾对生活的热情和动力。如果你或你身边的人一直身处阴霾之中，记得及时伸出援手，向专业人士求助。你将会发现，即便在最黑暗的隧道里，也总有一束光引导我们找到出口。

（三）季节性情绪障碍——当太阳"冬眠"，灵魂也需要滋养

冬天来了，你是否感觉到一种难以言喻的忧郁，似乎连空气中都弥漫着懒洋洋的情绪？如果你发现自己随着季节的变迁而情绪起伏，你可能是得了所谓的季节性情绪障碍（Seasonal Affective Disorder, SAD），也被称为"冬季抑郁症",是一种与季节变化相关的抑郁障碍。大多数 SAD 患者在一年中的大部分时间里情绪稳定,但在冬季或夏季会出现忧郁症状。想象一下,你的情绪像是被季节的"魔法棒"操控,冬天一到,心情就像被按下了"低落开关"。不过别担心,我们来了解一下这个"冬眠模式",看看它是如何让我们的心情也跟着冬眠的。

SAD 通常与冬季的到来有关,而罕见的夏季 SAD 也会让人感到抑郁。冬天抑郁、夏天焦躁,SAD 的摇摆情绪,不只是"冬日蓝"。这种心情的变化通常会持续两年以上,每年同一季节如期而至,仿佛定了个闹钟提醒你:"是时候伤心啦!"

季节性模式:症状通常在秋冬季节开始出现,并在春夏季节自然缓解。这种季节性反复发作的模式持续时间通常在两年以上。

抑郁症状:感到绝望、价值低落、缺乏精力、兴趣缺失、睡眠和饮食异常(尤其是对碳水化合物的欲望增加)等典型抑郁症状。冬天的你可能变成"嗜睡的碳水化合物狂热者",有些人还会出现易怒、焦虑等情绪波动。

日照时间的影响:SAD 患者通常在日照时间减少的深秋和冬季症状最为严重,随着春季日照时间的增加,症状逐渐减轻和消失。相反,夏季 SAD 患者可能在夏季感到抑郁。阳光成了"情绪调节器"。

季节性情绪障碍的产生被认为主要和环境光线的变化有关。冬季的日短夜长可能导致我们睡眠和情绪变得敏感易怒,内心仿佛也笼罩着阴影。科学家还发现,光线的减少会影响大脑中的化学物质水平,例如血清素(我们的情绪调节剂)和褪黑激素(睡眠节拍器),这些变化可能导致我们情绪的波动和睡眠的不安。季节变化导致日照时间的缩短,影响了机体的内部生物钟(昼夜节律),引发抑郁症状。生物钟就像是"时间守护者",光线一少,它就开始"罢工"。光线的减少可能导致体内血清素水平的下降,以及褪黑激素水平的变化,从而影响情绪和睡眠模式。血清素和褪黑激素就像是"情绪和睡眠的调控器"，光线一变，它们就开始"捣乱"。此外，冬季阳光不足可能导致维生素 D 缺乏，这也可能与 SAD 的发生有关。

根据 SAD 的特点，治疗手段可以概括为日光浴和作息表：

光照疗法：给你的生活添上一束光。使用特殊的光疗灯暴露在特定的光照下，这个方法可以通过模拟自然光线，帮助调整褪黑激素水平、机体的生物节奏和神经递质水平，让你的生物钟回到正轨。就像是用"人工阳光"，帮你"重启"生物钟。

心理治疗：认知行为疗法是搞定心理阴霾的利器，它可以帮助患者更正那些偏激的负面思维模式和行为模式。

自我管理与生活方式的调整：运动是最自然的抗抑郁药物，户外活动如同维生素 D 的定制补给站，均衡饮食和规律作息也不可或缺。

药物治疗：在专业人士指导下，选择药物来拯救你的心情是救援路上的一道曙光。

如果 SAD 的症状开始影响你的日常生活，及时寻求专业的医疗和精神健康咨询至关重要。幸运的是，科学研究永不止步。研究人员正忙着寻找能预测或诊断 SAD 的生物标志物，以及开发基于个体基因和神经影像学的个性化治疗方案。未来的治疗可能更加高效和个性化。我们离告别 SAD 的日子也许就不远了。

（四）产后抑郁：分娩后的"情绪幽灵"

随着互联网的发展，近年来"产后抑郁"作为一个新颖的名词逐渐进入人们的视野，它的主要表现为生产后的新手妈妈的情绪低落，悲伤易哭，对于某些话题极其敏感脆弱。其实，产后抑郁是一种特殊类型的抑郁障碍，在怀孕和生产后，女性体验着许多生理和情绪上的变化，这可能导致她们情绪低落、焦虑、无助甚至产生自杀念头。虽然产后抑郁和普通抑郁症有些相似，但其发生的时间和原因与生产有直接关联。

据统计，有 10% 至～ 20% 的新生妈妈在产后会经历抑郁症状。很多人以为产后抑郁就是产后的一点点"忧郁",其实这完全不是一回事儿。产后抑郁症可不是小感冒,而是一种持续性的情绪障碍,症状可能从产后的几周一直持续到一年。患产后抑郁症的妈妈们通常会有这样一些情况:

持续的情绪低沉:忧郁到无论看哪里都是灰色的世界,就像心情被打上了"低气压"标签,而且这种情绪迟迟不肯离开。

对通常喜爱的活动失去兴趣:曾经的爱好,现在看起来却索然无味,感觉生活失去了颜色。

疲劳和能量减少:累,就算得到了充分休息,依然觉得累。这种疲乏没有根源,无法消除。

食欲变化:食欲时有涨落,体重像潮水一样跌宕起伏。可能一会儿变成"吃货",一会儿又变成"绝食者"。

睡眠障碍:时而失眠时而多睡,反正就是和"好觉"绝缘,夜晚成了"失眠演奏会"或"长睡马拉松"。

焦虑、易怒或过度担忧:尤其是关于孩子的健康和福祉。可能会变成"超级妈妈",对每个细节都过度担忧,变成别人眼中的"神经质"。

注意力不集中:记忆力和决策能力直线下降,感觉脑子像装满了棉花。

自杀倾向:在严重的情况下,甚至会出现自我伤害的念头。这是红色警报,必须立即处理。

产后抑郁的原因是多样的:

激素失衡:女性在分娩后体内的雌激素和孕激素水平会急剧下降,这种激素失衡会影响大脑的神经递质,从而引发情绪障碍。

压力过大:从怀孕到分娩再到带娃,新手妈妈要承担的角色和任务可谓天翻地覆。这种巨大的生活压力无疑会增加产后抑郁的风险。且新社会女性不仅仅要承担家庭的责任,更有社会任务在身,这些都要求女性要在最短时间内适应工作和母亲的角色平衡及转换,对心理压力来说无异于"雪上加霜"。

社交缺失：很多新手妈妈可能缺乏来自家人和朋友的支持，感到孤单和无助，且因为无法感同身受，导致家人的不理解，这也是产后抑郁的一大诱因。看到身边人都从事正常的社交活动，而自己因为"坐月子"被要求足不出户，或者是同事朋友们都忙于工作，而自己却"无所事事"，这种空虚感将会被放大，也是产生本病的诱因之一。

遗传因素：如果家族中有抑郁症病史，那么产后抑郁的概率也会大大增加。这点从科学研究中多有证实，家族中存在情绪障碍基因的人们比普通人群抗压能力低，对自我情绪认知更敏感，也就更脆弱易激惹。

产后抑郁的诊断需要通过专业医生的评估。一旦确诊，通常会采取药物治疗、心理治疗或两者结合的方式来帮助女性恢复健康。家庭和社会支持也是治疗的重要部分。虽然无法完全预防产后抑郁，但可以采取一些措施减少发病风险。这包括保持良好的生活习惯，如健康饮食和适量运动、与家人朋友分享自己的感受、寻求专业支持等，不要独自忍受情绪困扰。

产后抑郁症不是小事，它考验的是整个家庭，甚至整个社会的温度。家庭成员特别是伴侣的理解和支持对于新手妈妈的康复起着关键作用。一次充满爱的拥抱，一次深入的倾听，一个及时的帮助，都是抗击产后抑郁症的有力武器。当然，最重要的是，如果你感觉有些不对劲儿，一定要及时寻求专业帮助，因为你不是一个人在战斗。如果你或你认识的人可能经历着产后抑郁症，请尽快寻求医疗帮助以获得适当的评估和治疗。通过早期识别和治疗，许多新手妈妈都能重新找回生活的"阳光"。

第二节　焦虑障碍

焦虑障碍是现代常见的情绪障碍类疾病，也可作为伴发症状合并出现在其他疾病中，它常常影响日常活动能力，让人不能集中精力完成工作，并陷入自我怀疑的恶性循环。本节将通过介绍焦虑障碍的常见类型：广泛性焦虑障碍、恐慌焦虑、分离焦虑障碍、社交焦虑障碍等帮助读者正确认识焦虑障碍。

一、焦虑障碍的定义及症状

焦虑障碍是一种以持续、难以控制的担忧和恐惧为特征的情绪障碍。这种情绪超出了正常范围，妨碍个体的正常生活、工作和社交活动。虽然每个人在某些情境中都会感到焦虑，但患有焦虑障碍的人常常感到无缘无故的紧张和不安，这种情绪反应与实际情况不成比例。

主要症状包括情绪类症状、躯体类症状和认知类症状：

情绪类症状：表现为持续的担忧或恐惧，患者往往对日常小事感到担忧，而且这种担忧持久且难以控制；紧张和烦躁，经常忧心忡忡，容易被激怒；绝望感，对未来持悲观态度，认为自己无法改变现状。

躯体类症状：可以表现为心率加快，在没有明显原因的情况下，感到心跳加速；呼吸困难，可能会有短暂的呼吸急促或感到窒息的症状；出汗增多，情境压力下，出汗量明显增加；肌肉紧张，常觉肌肉僵硬或疼痛，特别是肩膀和颈部区域。

认知类症状：表现为注意力不集中，难以集中注意力，记忆力减退；过度警觉，对周围环境过度敏感，常常有"战斗或逃跑"反应；灾难化思维，倾向于将小问题放大，预期最坏的结果。

二、焦虑障碍的分类

焦虑症并不是单一的疾病，而是包括多种类型的情绪障碍。常见的焦虑症类型包括以下几种。

（一）广泛性焦虑症（Generalized Anxiety Disorder，GAD）

广泛性焦虑症是一种以长期、非特异性的广泛担忧为特征的焦虑障碍。

患者通常难以控制自己的担忧，并且这种担忧会对日常生活造成显著影响。想象一下，你的大脑像忧心忡忡的老太太一样，总是忙着对"可能会发生"的灾难进行过度包装。这就是生活在 GAD 阴影下的概览。它不是简单的"紧张小姐"或"忧虑先生"，而是让担忧成为你生活的常客，长期无法请走。GAD 的核心特征是持续性的过度忧虑和担忧，这些担忧通常与日常生活中的各种事件和活动有关，且难以控制。

典型的 GAD 症状似乎在朗读它们的生活清单——持续的过度忧虑、难以驯服的情绪波动、带着疲倦的沉重步伐、注意力如飘浮的云朵……不要忘记那些没被请到好眠俱乐部的失眠夜晚。根据精神障碍诊断统计手册第五版（DSM-5）的定义，GAD 的诊断包括以下标准：

持续性忧虑和担忧：持续时间至少 6 个月，涉及多个事件或活动（例如工作或学习表现），并且很难控制这些担忧。

至少出现 3 个焦虑症状（儿童仅需出现 1 个）：焦虑、易怒或紧张感。

其他症状包括但不限于易疲劳、注意力难以集中或意志涣散、过度的肌肉紧张、睡眠障碍（如难以入睡、睡眠不深或感觉睡眠不足）。

最后一点，这种焦虑和担忧导致了明显的生活、工作或其他重要功能方面的损害。

GAD 是一种高度普遍的焦虑障碍，全球预计约有 3.7% 的成年人会在某个时点遭遇 GAD。有趣的是，女性患病率是男性的两倍左右。虽然产生广泛性焦虑障碍的确切原因依然是科学界的谜团之一，但研究表明它可能涉及以下因素：

遗传因素：有家族史的个体更易发展成 GAD。

神经递质失衡：GAD 患者大脑中的血清素、去甲肾上腺素和 GABA 等神经递质活动可能存在异常。

环境因素：如心理创伤、高压力生活事件以及持续的压力都可能导致 GAD。

认知因素：患者可能倾向于用负面和悲观的方式看待周围的世界，并据此过度担心。

全然预防 GAD 可能如同寻找大海中的一滴水，但我们可以通过健康的生活方式、释放压力的技巧（冥想和深呼吸是不错的花式技巧）以及避免过多摄入咖啡因和酒精，保持我们内心的风平浪静。

当心理治疗遇上药物治疗，它们组成了击退 GAD 的超级战队。认知行为疗法就像是心理健康的个人教练，可以帮助患者识别和改变不合理的担忧及认知，重塑思维模式。而药物则是稳定情绪的小帮手。当然，自我管理策略也在战队名单上：运动是改善情绪的天然药剂，而好的睡眠习惯则是夜晚的庇护所，均衡饮食和减少咖啡因摄入也有助于缓解焦虑。

在我们与 GAD 交手的过程中，记得保持开放和积极的态度，理解和接纳症状是康复的关键。如果你或身边的人感到被 GAD 影响，不妨像对待老朋友一样，寻求专业帮助，走出阴霾。通向康复的道路可能充满曲折，但只要我们装备了正确的知识、工具和支持，每个人都有希望以健康自由的姿态，快乐地穿越焦虑的迷雾。

（二）恐慌障碍（Panic Disorder）

恐慌障碍，又称"惊恐障碍"，是一种严重的焦虑性精神疾病。它的主要特征是反复出现的恐慌发作，通常在 10～20 分钟内达到高峰，并伴有多种身心症状，如心悸（心跳加速，惴惴不安）、出汗（冷汗淋漓，身体不由自主地颤抖）、呼吸急促（甚至呼吸困难，窒息感突如其来）、头晕胸闷、恶心呕吐，甚至产生死亡恐惧。这些发作是突然发生的，很难预料。令人困扰的是，在恐慌发作之后，患者通常会持续担心下次发作何时到来，生怕自己会再次无法控制。这种"预期焦虑"可能严重影响他们的日常生活和社交活动。有些人甚至开始刻意回避可能引起恐慌的场景，试图规避再次发作。

患者会经历突发的极度恐惧或不适感，这种感觉通常在几分钟内达到峰值，并伴有胸痛、心跳加速、呼吸急促等症状。恐慌障碍的患者往往忧虑下一次发作，并因此回避某些情境。当你感到心跳加速、全身冒汗，甚至觉得自己快要窒息或死亡的时候，很可能就是遭遇了"恐慌发作"。恐慌障碍，一种悄悄潜入生活的"隐形风暴"，它以突如其来的恐慌发作为特征，让患者陷入极度的害怕和无法控制的恐慌感中。这种"风暴"往往毫无预警，让人措手不及，仿佛心脏病发作或面临死亡的威胁。

如果你的心跳能得个跳舞大赛冠军，胸口里似乎藏了座小火山，或是你身边的空气突然变得稀薄，这些都可能是恐慌发作的表现，千万不要小看了它们。一场恐慌发作的时间可能只有短短数分钟，却足以让你焦虑两三回，甚至成为永久订阅它的粉丝俱乐部——"预期焦虑"的成员。

恐慌障碍的诊断需要捕捉到以下"轨迹"：

——频繁且意外的恐慌发作。

——对恐慌发作的持续担忧。

——行为上的显著改变，如避免某些情境。

这部剧的门票全球有 2% ～ 3% 的观众会拿到，而女士们获得 VIP 门票的机会是男士们的两倍。大多数时候，这些不请自来的心理突围赛会在青春期落幕或二十岁出头时打响。直到今天，恐慌障碍的幕后黑手和具体手段仍然成谜。但线索可能来自：家族基因的秘密配方、大脑里的神经递质派对，以及心理社会因素的"生活剧本"。

遗传因素：家族史中有焦虑或恐慌障碍的倾向，这可能导致易感性增加，对未知事物的恐慌感提升，结合社会环境刺激，更易引发该病。

神经递质失衡：要知道，人体自我调节功能异常强大，但各种神经递质，比如血清素、去甲肾上腺素等分泌不平衡也是导致该病的重要原因之一。

大脑结构与功能异常：这从磁共振成像技术中可以看出"端倪"，所以在临床上精神科的医生也会建议完善结构检查。研究表明，恐慌障碍的患者大多在海马体、杏仁核等脑区出现异常。

心理社会因素：琐碎的生活事件，来自家人、社会、学业、事业等多方面的压力，个人性格特征的敏感程度等，都可以成为恐慌障碍的不利因素。

当抗抑郁药物遇上认知行为疗法和暴露疗法，它们集合成了一个超级英雄团队——药物疗法和心理治疗，共同努力让患者重返宁静的生活海洋。而健康的生活建议，就像是治疗中的点心，辅助恢复力量。具体如下所示：

管理压力：通过冥想、瑜伽等放松身心。

避免刺激物：减少咖啡因和酒精摄入。

健康生活方式：规律运动，有助于减轻压力和焦虑；充足睡眠，保证每天7～9小时的睡眠时间，有利于保持情绪稳定；多摄入富含维生素和矿物质的健康饮食；面对挑战，培养乐观积极的生活态度。

作为一种常见的精神障碍，恐慌障碍确实给患者的生活带来了诸多挑战。但心理治疗与药物疗法相配合，再加上生活方式的调整，就像是打开了恢复平静生活的大门，定能战胜这种"慌里慌张"的困扰，迎接充满希望的明天。

（三）社交焦虑症（社交恐惧症）

社交场合，你是否常常感到手心冒汗、心跳加速、语无伦次？你是否曾在派对上觉得自己像根被忽视的蜡烛，或者在讨论会上幻想自己变成了隐形人？如果这种情况已经持续多时，并严重影响到你的生活和人际交往，那么你可能患上了"社交焦虑障碍"。这个听起来有点"高大上"的名称，其实就是我们常说的"社交恐惧症"。社交焦虑障碍主要表现为在社交场合中的强烈恐惧和回避行为。患者常常担心自己会在他人面前表现得失礼或尴尬，进而产生强烈的自卑感。

社交焦虑障碍不是普通的害羞，而是那种在社交互动中让你心悸、手汗、声音颤抖的恐惧感。简而言之，它是对社交场合的过度反应，就好比你的大脑觉得参加一个派对等同于走进了一个狮子洞。这种障碍让你的生活陷入了一个恶性循环，每逢需要社交互动，你就会对自己的表现感到焦虑担忧，甚至开始刻意回避这些场合。结果越是回避，你就越难克服这种恐惧，从而陷入越来越孤立的状态。

社交焦虑障碍的核心就是对他人评判的极度恐惧。患者往往会过度关注自己在公众场合的表现，害怕会出现明显的紧张症状，如出汗、脸红、发抖，甚至是语无伦次。这种强烈的焦虑和恐惧，远远超出了普通人的羞怯或紧张。患者可能会完全回避任何社交活动，导致人际关系紧张，甚至引发孤立和抑郁。

社交焦虑障碍的主要症状包括：

过度担忧：担心在社交场合中出丑或被评判。

回避行为：避免社交活动以减少焦虑。

身体症状：在社交情境中出汗、颤抖、心跳加速等。

认知扭曲：持有负面的自我评价和灾难化思维。

社交焦虑障碍的由来是个谜团，但我们知道这个怪胎不是孤零零的。大脑中的电路产生了一点小错，一些不那么美好的童年经历，再加上现代社会的高压力等因素团团围攻，让你的社交电路一直处于紧张模式。神经影像学研究发现，患有这种障碍的人大脑某些区域的功能似乎出现了异常。此外，童年经历，如缺乏爱与接纳，或被批评与否定，也可能导致个体产生社交焦虑。我们可以将这种障碍比喻成一台"紧张状态机"，既有硬件层面的问题，也有软件层面的错误程序。只有对症下药，才能真正帮助患者重塑积极乐观的心智模式。

别担心，心理学界的超级英雄——认知行为疗法已经登场，准备帮你重塑那些制造焦虑的小恶魔思维，它可以通过改变患者对社交情境的负面认知和行为反应，帮助他们建立更积极的应对策略，从而减轻焦虑。而抗抑郁药物也在治疗中发挥作用，但记住要在医生指导下谨慎使用。家人和朋友们的帮助也尤为重要，他们可以提供情感支持和建设性反馈，帮助患者增强自信，改善人际交往。最后，求人不如求己，自我帮助，如渐进性肌肉放松、深呼吸、积极自我对话等，都是患者可以主动尝试的好方法。当然，对抗焦虑的"四把大斧"也不能忘：规律运动、充足睡眠、健康饮食、积极心态。

　　社交焦虑障碍虽然是一位顽固的对手，但勇敢面对它，并利用我们的知识和技能，就能够成功地把它从社交舞台上拉下来。通过认知行为疗法、药物治疗、支持性治疗和自我帮助策略，患者能够学会管理自己的症状，并逐步恢复正常的社交生活。所以，当黑暗的社交云层笼罩，让我们一起帮助患者打破隐形的社交壁垒，重拾社交自由。

（四）分离焦虑症（Separation Anxiety Disorder，SAD）

　　分离焦虑障碍常见于儿童，但也可发生在成人身上。"妈妈，我不要你去上班！万一你出车祸怎么办！"这种担忧常常出现在分离焦虑障碍儿童的口中。他们异常恐惧与父母或主要照顾者的分离，担心亲人会遭遇意外或不幸，并且这种恐惧远远超出了正常的分离忧虑。这种现象在儿童和青少年中并不罕见，通常在学前或学龄初期开始，如果得不到及时的关照，可能会一直影响到成年。这种持续且过度的焦虑和分离时的强烈不安会导致孩子们惊恐地大哭，成人可能会想尽一切办法避免离开。

　　要确诊 SAD，必须有一系列标准。其中包括：过度的、不符合年龄的恐惧，担忧潜在的分离导致的灾难性事件，家里没人时的恐慌，以及夜晚的惊恐症状。如果这些症状持续了至少四周，并显著干扰了社交或学习，那么就可能是 SAD。

　　具体来说，根据《精神疾病诊断与统计手册》（DSM-5），SAD 的诊断标准包括：

　　——与依恋对象分离的持续性、过度焦虑。

　　——担心分离会导致不幸事件。

——拒绝离家或独自在家。

——睡觉时的分离焦虑。

——重复的分离主题噩梦。

——分离时经常出现身体病症。

SAD 在儿童中更常见，通常在早期学龄前后开始，而成人在生活压力、创伤或其他焦虑障碍下也可能患病。通常，它会伴随着生活中的巨大压力或心灵上的创伤。有研究表明，焦虑障碍存在一定的遗传基础，这导致有些孩子天生更容易受到焦虑的影响。其他原因可能包括过度保护或缺乏安全感的家庭氛围，这可能会加剧孩子的分离焦虑。还有父母不当的教育方式，甚至是之前的创伤经历，比如搬家、父母离异等重大生活变故。所以，我们并不能只怪小孩子太黏人，也不能简单归咎于父母的溺爱。

心理治疗，尤其是认知行为疗法在分离焦虑障碍中发挥了巨大作用。它们就像是心智健身房，教孩子和成年人如何重塑他们对分离的想法，并采取渐进的分离训练增强他们的应对能力。当然，在一些必要的情况下，我们可能还会使用药物来帮助调节那些闹腾的大脑化学物质。但药物只能缓解症状，不能根治病因。所以，家庭的支持也很重要，改善家庭关系，培养孩子的安全感和自信，是治疗的重要一环。父母要学会给予适当的独立空间。孩子可以学会运用放松技巧、正念冥想等方法，主动调节自己的情绪。

分离焦虑障碍是一种深刻影响个体日常生活的心理健康问题。通过认知行为疗法、药物治疗和家庭教育，患者可以学会管理自己的焦虑，并逐步克服对分离的恐惧。帮助患者点亮心灵的灯塔，驶向更加安全和自信的心灵港湾。

三、焦虑症的诊断

诊断焦虑症通常需要进行心理评估，临床医生会评估患者的症状、病史以及对日常生活的影响。具体的评估方法包括问卷调查、面谈以及生理测量等。

问卷调查

常用的问卷包括广泛性焦虑症量表（GAD-7）、贝克焦虑量表（BAI）等。通过问题的标准化回答，医生可以初步评估患者的焦虑程度。

面谈

通过面对面的交流，医生能够更加深入地了解患者的心理状态、病史以及当前生活中的压力源。这种交流有助于确立诊断并制定个性化的治疗方案。

生理测量

在必要时，医生可能会使用心率监测、呼吸频率监测等手段，以便更全面地了解患者的生理反应模式。这些数据可用于辅助诊断，并帮助患者排除其他潜在的生理疾病。

四、焦虑症的非药物治疗

焦虑症的治疗方法多种多样，介绍以下几种行之有效的非药物治疗方法，以帮助患者更好地应对和管理焦虑症状。

（一）认知行为疗法

认知行为疗法是一种被广泛研究和应用的心理治疗方法，旨在帮助患者改变负面思维和不当的行为模式。主要步骤包括：

识别负性认知：帮助患者发现自己焦虑的触发点和负性思维模式。

挑战负性认知：通过理性辩论和现实检验，逐步挑战、改变态度和信念。

行为实验：指导患者在实际生活中进行行为实验，以验证和巩固新认知。

（二）暴露疗法

暴露疗法常用于治疗特定恐惧症和社交焦虑症，目的是通过逐步暴露于恐惧情境，减少患者的焦虑反应。例如，患有恐飞症的人可以先从看飞机照片开始，逐步过渡到观看飞行视频，最后尝试实际飞行。

（三）正念疗法

正念疗法教导患者通过正念冥想和呼吸练习，帮助他们保持对当下的关注，从而减少因对未来或过去的担忧引发的焦虑。具体方法包括：

正念冥想：通过专注于呼吸或身体感觉，帮助患者回归当下，放松心情。

觉察练习：在日常生活中刻意练习保持对当前活动的关注，如吃饭、走路等。

（四）社交支持

社交支持是管理焦虑症的重要因素之一。与亲人、朋友、同事保持良好的沟通，积极参加社交活动，可以帮助患者减轻孤独感和无助感，从而更好地应对焦虑。

（五）运动疗法

研究表明，适度的体育锻炼可以显著减轻焦虑症状。坚持有规律的体育活动，如跑步、游泳或瑜伽等，可以改善心理和身体的健康状况，提高个体对压力的抵抗能力。

（六）营养调节

不健康的饮食习惯可能会加重焦虑症状。因此，保持均衡的饮食，摄入足够的维生素和矿物质，有助于维护心理健康。避免过量摄入咖啡因和酒精也是关键。

（七）艺术疗法

艺术疗法利用绘画、音乐、舞蹈等艺术形式，帮助患者表达和探索内心情感。通过创作和体验艺术，患者可以更好地理解自己的情绪，并找到缓解焦虑的途径。

（八）综合管理策略

为了达到最佳治疗效果，往往需要综合采用多种非药物治疗方法。每个患者的具体情况不同，治疗方案应根据个人需求和反应进行调整。同时，定期复诊和随访也是治疗过程的重要环节，确保及时解决问题，调整治疗计划。

（九）家庭参与

家庭成员的支持和理解对焦虑症患者的康复至关重要。家庭可以协助患者寻找和运用适当的应对机制，并在情感上给予支持。帮助家庭成员了解焦虑症，并且参与治疗过程，可以显著改善治疗效果。

（十）长期管理

焦虑症是一种慢性疾病，许多患者需要长期管理。即使在症状得到控制之后，也需要持续地进行心理调适和状态监控，防止复发。培养良好的健康习惯，如规律作息、健康饮食、适度运动等，对长期管理焦虑症十分重要。

五、焦虑症的预防和长期管理

（一）生活方式调整

健康饮食：均衡摄取营养，减少咖啡因和酒精的摄入，这些物质可能引发或加重焦虑。

规律锻炼：每周进行多次的有氧运动，如散步、跑步、游泳等，能够有效减轻焦虑。

充足睡眠：保持规律的睡眠习惯，创建安静、舒适的睡眠环境，避免睡前的强刺激活动。

（二）心理健康维护

应对技术：学习并定期练习深呼吸、放松训练、正念和冥想等方法，提升自我觉察和情绪调节的能力。

社会支持：建立并维护良好的社会支持网络，与家人和朋友保持联系，积极参与社交活动。

寻求专业帮助：在需要时及时寻求心理咨询师或心理医生的帮助。

（三）环境优化

减少压力源：进行合理的时间管理，设定现实目标，避免过高的自我期望，减少不必要的压力。

工作和生活环境：创造舒适和谐的工作和家庭环境，借此降低外在压力。

（四）信息获取和自我认知

教育和自我检查：通过书籍和网络等途径了解焦虑症的科学知识，学会识别其早期症状。

情绪记录：记录日常情绪波动和压力事件，有助于发现引发焦虑的原因和模式。

（五）自我关怀

兴趣爱好：定期从事自己喜欢的活动，提升生活满意度。

休息放松：定期休息，进行放松，避免长期高压。

焦虑症是一种常见且复杂的心理障碍，其对个体和社会均有深远的影响。虽然焦虑症的治疗方法众多，但非药物治疗在管理和缓解症状方面同样重要且有效。我们希望能够为你提供有价值的信息和实用的工具，让你在面对焦虑时更加从容和自信。

第三节　双相情感障碍

你有没有认识过这样的人——一会儿神采奕奕、谈笑风生，下一秒就沮丧消沉，让你完全摸不着头脑？他们的情绪就像坐过山车一样，起起伏伏，让周围的人大跌眼镜。双相情感障碍患者的情绪像一支摇滚乐队，有时在舞台上激情四射，有时又在后台沉思默想。心情像极地的气候，时而极昼烈阳，时而极夜长寒。这种精神气候学上的极端变化在医学上被称作双相情感障碍，或者躁郁症。

一、双相情感障碍的定义及症状表现

双相情感障碍（Bipolar Disorder，BD），是一种严重的精神健康状态，特点是个体情绪、能量和活动水平的极端波动。双相情感障碍的症状主要分为两大类：躁狂症状和抑郁症状。以下分别详细介绍这两类症状。

（一）躁狂症状

躁狂症状，又称为躁狂发作，是双相情感障碍的核心症状之一。当双相障碍患者进入"躁狂期"时，患者会突然觉得自己能量满满，是舞台上最亮的星，自信心爆棚，甚至有些自负，觉得可以一夜之间写完一篇论文，甚至开始计划着收购一家公司。睡眠需求减少，思维跳跃，言语和行动都变得异常活跃和冲动，仿佛整个世界都是他们的观众——躁狂期给了你过人的自信，却让他们在疯狂的百米冲刺中忘了如何刹车。

这就是典型的躁狂期症状：情绪高涨、自信膨胀、睡眠需求骤减、思维活跃难以集中。患者仿佛拥有了无穷无尽的精力和冲动，完全丧失了自我约束，做出一些平时绝对想象不到的行为。主要表现为以下几个方面：

情绪高涨：患者表现为异常的快乐、兴奋，甚至过度的自信。

精力充沛：患者睡眠需求减少，甚至连续几天不睡也不感到疲劳。

话语增多：患者思维奔逸，言辞增多，难以控制地不停说话，语速快，内容跳跃性大。

注意力不集中：患者注意力容易被周围事物吸引，难以专注于一件事情。

不切实际的计划：患者常试图制订一些不切实际的目标和计划，并坚信自己能够完成。

冒险行为增多：如挥霍金钱、冒险驾驶、尝试不安全的性行为等。

（二）抑郁症状

抑郁症状是双相情感障碍的另一个核心症状。抑郁期内，患者会陷入深深的悲伤、绝望，对一切失去兴趣，生活中曾经热爱的事物也变得索然无味。夜晚的床变成了沉沦的海洋，而起床则成了登上珠穆朗玛峰般的挑战。体重和食欲发生变化，精力不足，注意力难以集中，就像乐队在演出后的寂静。患者的思绪在消极的迷雾中挣扎，寻求着解脱的道路。

抑郁症状的主要表现为以下几个方面：

情绪低落：表现为持续的悲伤、无助、绝望感，兴趣减少，对周围事物失去兴趣。

体力下降：感到疲惫乏力，精力不足，连日常活动也觉得吃力。

睡眠障碍：出现失眠、早醒、入睡困难或嗜睡等问题。

食欲及体重变化：食欲明显增减，体重变化显著。

自我评价下降：对自己失去信心，常有无价值感或强烈的自责感。

自杀倾向：严重时可出现自杀意图或行为，是一种需高度警惕的危险信号。

二、双相情感障碍的分类

双相情感障碍根据发作类型和严重程度的不同，主要分为以下几类：

（一）双相 I 型

双相 I 型障碍的特点是至少有一次躁狂发作，躁狂发作程度较重，可能需要住院治疗。这种类型的患者在躁狂发作的间歇期可能经历抑郁发作，但不是必然有抑郁症状。

（二）双相 II 型

双相 II 型障碍的特点是有抑郁发作和轻躁狂发作，轻躁狂发作的症状较轻，通常不需要住院治疗，但抑郁发作的症状较重。这种类型的患者在发作间歇期通常相对正常。

（三）环性情感障碍

环性情感障碍是一种较轻的双相情感障碍，患者在至少两年的时间里持续经历轻度的抑郁和轻躁狂症状，但这些症状不符合双相 I 型或双相 II 型的诊断标准。这种类型的情绪波动较小，但持续时间较长。

（四）其他特定和非特定双相及相关障碍

这类障碍包括一些不完全符合上述分类标准的双相情感障碍状况，但这些患者同样需要专业的诊疗和护理。这类诊断通常被用于尚未完全明确的双相情感障碍类型或者特殊情况下的双相情感障碍。

三、双相情感障碍的诊断

由于双相情感障碍的症状具有周期性和波动性，往往需要进行一段时间的观察，记录患者的情感起伏和行为变化，有助于确诊。同时，排除因药物、物质使用或其他疾病（如甲状腺疾病）引起的情绪波动，也是诊断双相情感障碍的重要步骤。

当前，诊断双相情感障碍主要依据的标准有两个：美国精神病学会的

《精神障碍诊断与统计手册第 5 版》（DSM-5）和世界卫生组织的《国际疾病分类第 10 版》（ICD-10）。这两个标准详细描述了双相 I 型、双相 II 型和环性情感障碍的诊断标准。其中，DSM-5 的诊断标准为：

（一）双相 I 型障碍诊断标准

躁狂发作：必须经历过至少一次躁狂发作。一种躁狂发作需满足以下标准：持续至少一周的高涨、膨胀或易怒的情绪，几乎每天大部分时间持续存在；同时存在至少以下三个（或更多）症状（如果情绪主要表现为易怒，则需要至少四个症状）：自尊心膨胀或夸大、睡眠需求减少（如只需睡三小时）、多话或有说话的逼迫感、思维奔逸或想法涌现、注意力涣散、增加目标导向活动（社会性、工作 / 学业或性方面）或体力活动、过度投入于可能有痛苦后果的愉快活动（如无节制的购物、性行为，愚蠢的商业投资）、情绪变化足以显著影响工作、社交活动，或需要住院以预防对自己或他人可能带来的伤害，或存在精神病性症状。这些症状不由于物质（如滥用药物、药物治疗）或其他医疗状况（如甲状腺功能亢进）所致。

抑郁发作：躁狂发作通常伴有抑郁发作，但并不是诊断双相 I 型障碍的必需条件。

（二）双相 II 型障碍诊断标准

轻躁狂发作：必须经历过至少一次轻躁狂发作。持续至少四天的高涨、膨胀或易怒的情绪，几乎每天大部分时间持续存在。同时存在至少以下三个（或更多）症状（如果情绪主要表现为易怒，则需要至少四个症状）：自尊心膨胀或夸大，睡眠需求减少，多话或有说话的逼迫感，思维奔逸或想法涌现，注意力涣散，增加目标导向活动，过度投入于可能有痛苦后果的愉快活动。发作相对温和，不会导致社会或职业功能的显著损害，且不需要住院治疗，没有精神病性症状。

抑郁发作：必须经历过至少一次重度抑郁发作。至少两个星期内存在几乎每天大部分时间的抑郁情绪或明显失去兴趣或愉悦感。同时存在至少五个（或更多）症状：抑郁情绪（青少年和儿童可能表现为易怒情绪），对日常活动失去兴趣或愉悦感，体重显著变化或食欲显著变化，失眠或过度睡眠，精神运动性激越或迟缓，持续的疲劳或精力不足，无价值感或过度或不适当的罪恶感，注意力难以集中或优柔寡断，反复想到死亡或自杀（有具体计划或尝试）。

（三）环性情感障碍诊断标准

症状波动：在至少两年的时间里（青少年和儿童至少一年），出现多次轻躁狂症状期和多次抑郁症状期，尽管这些症状并未达到轻躁狂发作或重度抑郁发作的完全标准。

症状间歇不足：症状必须持续一半以上时间，而患者不能无症状持续超过两个月。

显著影响：这种情绪波动对社会、职业或其他重要功能领域造成显著困扰或损伤。

其他排除：这些症状不能由其他精神疾病、药物滥用或医学状况解释。

四、双相情感障碍的非药物治疗

对于双相情感障碍患者，除了药物治疗外，非药物治疗在改善症状和提高生活质量方面同样具有重要作用。以下是几种常见的非药物治疗方法：

（一）心理治疗

心理治疗在双相情感障碍的管理中扮演着关键角色。常见的心理治疗方法包括认知行为疗法、家庭疗法和人际及社会节律疗法（IPSR）。这几种方法的核心目标是通过改变患者的思维模式、情感反应和社交行为来缓解症状，并提高情绪稳定性。

（二）认知行为疗法

认知行为疗法是一种基于认知和行为理论的心理治疗方法，旨在通过改变患者不合理的信念和行为模式，来缓解症状。对于双相情感障碍患者，CBT 可以帮助其识别和改变可能引发情绪波动的思维方式和行为，并学会应对技巧以应对情绪变化。

（三）家庭疗法

家庭疗法是一种强调家庭系统和互动的心理咨询方法。双相情感障碍患者的家庭成员可以通过家庭疗法了解疾病知识，学会如何支持患者，并改善家庭沟通与协作，这对患者的康复过程十分重要。

（四）人际及社会节律疗法

人际及社会节律疗法是一种强调建立规律性生活和稳定人际关系的心理治疗方法。双相情感障碍患者通过 IPSR 可以学会保持规律的作息时间，以稳定生物节律，同时提高人际关系质量，以获得情感支持。

（五）社会支持和教育

支持小组：参与支持小组可以为双相情感障碍患者提供情感支持和相互鼓励，使他们感受到不是在孤军奋战。支持小组通常由同样患有双相情感障碍的患者组成，在分享经验的过程中可以互相学习和成长。

患者教育：对患者进行有关双相情感障碍的教育，可以帮助他们了解自己的病情、识别早期症状和触发因素，以及掌握有效的应对和管理策略。通过教育，患者可以增强自我管理能力，减少复发风险。

（六）生活方式调整

规律作息：保持规律的作息时间是管理双相情感障碍的重要方法之一。过度的睡眠或者缺乏睡眠都会加重病情。所以，建议患者遵循一个固定的睡眠时间表，保持足够的睡眠时间。

健康饮食：良好的饮食习惯有助于维持情绪稳定。双相情感障碍患者应尽量避免高糖、高脂、高咖啡因的食物，多摄取富含维生素和矿物质的健康食物，如蔬菜、水果、全谷物和优质蛋白质。

适度运动：适量的运动对情绪调节有积极作用。双相情感障碍患者可以选择一些自己喜欢的运动项目，如散步、瑜伽、游泳等，帮助缓解压力，改善情绪。

（七）咨询和监督

双相情感障碍是一种需要长期管理的疾病，患者应定期进行心理咨询和医学检查，以便及时监测情绪变化，调整治疗方案。医生和心理咨询师的监督和支持对于病情的控制和治疗非常重要。

五、双相情感障碍的预防和长期管理

（一）情绪管理

识别触发因素：了解和识别可能引发情绪波动的因素（如压力、饮食变化、生活事件等），提前制定应对策略。

应对技巧：学习和使用应对技巧，如冥想、放松训练、深呼吸等，降低情绪波动的强度。正念训练可以帮助提升情绪觉察，增强应对能力。

记录情绪：保持情绪日记，记录情绪变化和可能的触发事件，有助于识别规律和早期预警信号，便于采取早期干预措施。

（二）社会支持

建立支持网络：与家人、朋友和医疗团队建立良好的沟通，获得情感支持和实际帮助。良好的支持系统有助于缓解压力和提供情绪安慰。

参加支持小组：加入双相情感障碍患者支持小组，与有相同经历的人分享经验和建议，从中得到共鸣和鼓励。

（三）生活平衡

压力管理：学习并践行各种压力管理技术，如时间管理、适当的休闲娱乐、设定合理的目标和预期等，以减轻日常生活中的压力负担。

休闲活动：参与令自己开心和放松的活动，如爱好、旅行、音乐、艺术等，保持兴趣爱好的培养和发展，丰富生活内容。

（四）避免有害物质

避免酒精和毒品：这些物质可以引发或加剧情绪波动，应尽量避免使用。

谨慎使用药物：避免滥用非处方药和其他可能影响情绪稳定的药物，遵从医生的指导和建议。

（五）自我监控与早期预警

定期自我评估：定期进行自我情绪和行为状况的评估，监控可能的情绪波动，及时采取干预措施。

早期干预：一旦发现情绪开始波动或出现异常迹象，立刻采取行动，如联系心理咨询师或加入支持小组，以防病情加重。

双相情感障碍是一种复杂且多变的情感障碍，但通过科学的诊断和多模式的治疗方法，患者可以有效地减轻症状，提高生活质量。对于患者及其家属来说，了解疾病知识、获取社会支持、保持规律的生活方式，是管理双相情感障碍的重要策略。

第四节　强迫症

相信有不少朋友常常把"强迫症犯了"挂在嘴边，用来形容自己或别人做事情一丝不苟、严谨认真，大多是寓褒于贬。但你知道吗，当真正的强迫症出现时，也许你就笑不出来了。强迫症，全称强迫性障碍（Obsessive-Compulsive Disorder，OCD），是一种常见的精神疾病。它的特点就是让你觉得一切都不够完美，非要反复做一些事情才能心安。就像是你脑子里住了一个"完美主义小恶魔"，天天逼着你把事情做到极致。强迫症的"魔力"在于它能让你对一些事情产生强烈的担忧和不安。它的"标配"就是反复的、持续的、让人不舒服的思维和行为。比如，你可能会不停地怀疑自己没有锁门，甚至回家检查十几次；你会觉得手上有无数细菌，洗手洗到皮都快掉了；你可能会担心自己得病，或者家里失火；等等这些担忧让你不得不反复检查、确认，甚至做一些看似毫无意义的动作来缓解内心的焦虑。所以，从本质上来说，强迫症是焦虑症的进一步表现，而焦虑症是强迫症的底层颜色。

强迫症的症状主要分为两大类：强迫思维和强迫行为。强迫思维主要表现为反复出现的、不受控制的念头、想法或画面。比如，你可能会突然想到自己会不会突然失控伤害别人，或者担心自己会不会感染某种疾病。这些念头让你感到极度不安，甚至影响到你的正常生活。强迫行为则是想法的进一步具象体现，你可能会采取一些重复的行为或仪式来缓解强迫思维带来的焦虑。比如，反复洗手、检查门锁、整理物品，甚至是数数。这些行为虽然能暂时缓解你的焦虑，但往往会让你陷入一个无尽的循环。

（一）强迫症的"不请自来"：强迫思维

在强迫症的世界里，住着一位不请自来的客人——强迫思维。强迫思维是强迫症的一个核心症状，表现为反复出现、不受欢迎的思维、冲动或想象。就像一首你不喜欢听的单曲，一遍又一遍地自动播放，但你找不到停止按钮。这正是强迫思维——强迫症的说唱伴侣，一种让你不禁摇头叹气的脑内现象。它们是不自愿且反复出现的思想、冲动或想象，通常给患者带来极大的痛苦和焦虑。

入侵性：强迫思维是不受欢迎的，会突然出现打断你的日常活动或思考。

强迫性：这些思维是不由自主的，难以控制或排除。

重复性：它们像卡在唱片上的针一样，不断重复。

焦虑或恐惧：通常伴随着显著的压力、恐惧或焦虑。

不合逻辑性：患者意识到这些思维是不理智的，但仍然无法摆脱。

强迫思维分为多种类型：

恐污型：对污染和细菌的过度恐惧，可能使你成为洗手液的 VIP 客户。

对称型：对事物的完美对称或排列的强迫需求，比如让你的书架看起来像博物馆的展览架。

积累型：对丢弃物品的恐惧，即使这些物品没有价值，哪怕是十年前的电影票根都会被你视如珍宝。

害怕伤害：担心无意中伤害他人或自己，随时让你怀疑自己是否会变成危险人物。

宗教型：与道德和宗教罪恶有关的过度关注，容易让你在精神上越走越窄，甚至走入极端。

性型：不恰当或不想要的性念头。

根据 DSM-5 的标准，诊断强迫思维需要确认它们具有入侵性和重复性特点，并且通常不是客观现实的合理反映。强迫思维就像那些毫无预警就弹出的广告，随时可能出现，让你措手不及。它们在你的头脑中循环播放，不请自来，却又赖着不走。这些思考伴随着焦虑或恐惧，像是心里的杂草，挤占了你的内心空间。即使你知道这些想法没有逻辑，它们仍然像糖果粘在手上一样，难以脱落。

强迫思维的起源就像是心理学的 X 档案，其病因可能包括遗传谱系的阴影、大脑结构的迷宫或心理社会的追逐赛。

遗传因素：强迫思维有一定的遗传倾向。

大脑结构与功能：大脑中与复杂行为规划、执行功能和情绪处理相关的部分可能起作用。研究发现，强迫症患者前额叶皮层和基底神经节等区域的功能失调可能是症状产生的根源。大脑"失控"的这些区域，正是平时帮助我们正常思考和行动的关键部位。

心理社会因素：个人经历如压力和创伤可能会促进强迫思维的产生。

面对头脑的骚扰者，我们可以采用以下这些心理学的"剑术"将它们一一击退：

行为治疗：暴露和反应预防是一种有效的手段，可以降低焦虑并减少强迫思维。

管理压力：保持良好的生活作息，进行适当的运动和放松活动。

认知行为训练：通过认知行为疗法，改善不合理的思维方式。

心理支持：与家人和朋友保持良好的沟通，寻求心理咨询和支持。

通过综合运用药物治疗、心理治疗以及可能的新兴疗法，可以有效帮助患者减轻强迫症状，提高生活质量。要成为心灵深处的勇士，患者需要潜心学习《精神疾病诊断与统计手册》，阅读由专业人士留下的秘籍，并与病友们沟通，不断学习进步。

强迫思维的根源虽复杂，但只要坚持治疗，终将战胜这个"心魔"。在这条强迫思维攻略的征途上，我们将严阵以待，有备无患，用科学的光芒驱散心灵的阴霾，让每个人的心灵都能回归宁静。

（二）强迫症的"仪式"：强迫行为

想象一下，你的大脑里有一个播放器，它不断地重放着同一段旋律，而你无法按下停止键。这就是强迫症患者所经历的"一种由强迫思维引发的，不断重复的强迫行为"。强迫行为是强迫症的又一个核心症状。这些反复执行的行为或心理仪式，通常是患者为了减轻由强迫思维引起的焦虑和不适而采取的。在强迫症的舞台上，如果强迫思维是一位挑剔的导演，那么强迫行为无疑是那个必须反复彩排的场景。

强迫行为是强迫症的显著特征之一，它们是患者为了减轻强迫思维引起的焦虑或不适感而采取的反复、刻板的行为或心理活动，主要有四个特点：

持续的重复主题：就如同被锁在一首歌的副歌部分，强迫行为一遍遍地在行为剧本上跳舞。

仪式化的独舞：每一次重复，都必须遵循同一步骤，错一丝一毫，内心就不得安宁。

消除解虑的方法：这些行为的真正目的是减少心底的恐惧或不安，好似心灵的自救呼吸法。

非逻辑的行动链：尽管常常毫无逻辑可言，但舞步依旧，因为在强迫行为的世界里，"没有为什么"。

如果说洗手是常客，那么检查、计数、摆放则是它的死党。无论是堆积如山的杂志还是反复向他人求证，这些行为都只是为了一点点安心。

清洁和洗手：由于对污染或细菌的恐惧，反复清洁自己的身体或生活环境。

检查：为了降低安全担忧，反复检查门窗、电器等。

重复触摸、计数、摆放：认为只有重复特定动作或保持事物有序才能防止不好的事情发生。

积累：担心丢弃物品可能导致无法满足未来的需求，导致无用物品大量积累。

反复求证：不断向他人寻求保证，以减轻自身的不确定感或焦虑。

DSM-5 为我们提供了一把认识强迫行为的钥匙——它们是为了响应强迫想法的超时工作，且耗费了宝贵的时间和心力。诊断强迫行为需要满足以下条件：

——行为是为了应对强迫思维，与试图消除的焦虑或恐惧不成比例。

——行为是刻板的，患者感觉被驱使着去执行。

——消耗大量时间，导致功能障碍或明显的心理压力。

强迫行为背后的真相是多面的。它可能有着扎根于基因的秘密，也可能与大脑中不够协调的"化学乐队"有关，或是生活压力的剧本上又增添了新的一幕。

遗传因素：强迫症有较强的遗传倾向。

生物学机制：大脑结构和神经递质失调。

环境压力：特定生活事件或压力。

药物治疗：阻止焦虑在神经传递。按医生要求使用药物是那个能让大脑暂时停止重复的按钮。

心理治疗：认知行为疗法中的暴露疗法与反应预防技术非常有效。

综合疗法：药物与心理治疗相结合被认为是最佳选择。

无论你是怀疑自己有强迫症还是发现身边的亲朋好友出现了类似的情况，都应翻阅相关的资料，了解强迫行为的所有动作。在必要时，咨询医疗专家，相信专业的人做专业的事。让我们一步步学会如何替换旧有的行为磁带，用科学和同理心编排出一支支全新的生命之舞。

第五节　创伤后应激障碍

创伤后应激障碍（Post-Traumatic Stress Disorder，PTSD），可以说是大脑的"录像机"功能出了故障。你经历了一件糟糕透顶的事情，大脑不但没法按下"删除"键，反而给你设置了"重播循环"。想象一下，你最怕的恐怖片镜头不停地在你脑海里回放，搞得你心跳加速、汗毛竖立，但可惜没有遥控器让你关掉。

一、创伤后应激障碍的定义和症状表现

（一）创伤后应激障碍的定义

创伤后应激障碍是一种由经历或目睹极端恐怖事件引发的心理障碍。PTSD 用大白话来说，就是"受了大惊吓后的神经短路"。这不是在看恐怖

片，而是在真实生活中经历了极端压力或者创伤，比如车祸、天灾、战争、暴力事件等。这些事件让你脑子里的"惊恐计时器"一直在滴滴响，结果你的一部分大脑始终觉得自己还在那个恐怖的现场。

大脑有个特别"热心"的部分，叫作杏仁核，专门负责管理你的恐惧和情绪。正常情况下，它会在你面对危险时启动警报系统，让你逃跑或者战斗。但在 PTSD 的情况下，这个警报系统就像是被卡住了的火警按钮，无论你是不是身处危险，它都一直"滴滴滴"地响个不停。不仅如此，PTSD还会搞出一些"小花样"，让你时不时地"重温"那些痛苦的记忆。你可能会突然回想起当时的情景，就像在脑海里播放了一段生动的 VR 影片。或者会做噩梦，让你睡不安宁。

（二）创伤后应激障碍的症状表现

创伤后应激障碍的症状可以概括为四类：闯入症状、逃避和麻木症状、负面改变、高度警觉症状。

闯入症状：这些症状使患者反复且不由自主地重温其创伤事件，包括：闯入性回忆（未被邀请的、不受欢迎的创伤性记忆反复涌现），创伤性梦境（反复出现与创伤事件有关的梦境，通常让人感觉非常真实和生动），闯入性情景重现（患者在某些环境或被某些刺激物触发时，会感觉自己重新回到了创伤事件中），心理和生理的紧张反应（面对与创伤有关的刺激物或情境时，患者会体验到强烈的情感波动和生理反应，如心跳加速、出汗等）。

逃避和麻木症状：这些症状是指患者为了避免再次感受到创伤带来的痛苦，而采用的一些主动和被动手段，包括：避免（避免谈论、思考或情感上重温创伤事件），麻木（情感上的麻木，难以体验到正常的情感反应，如快乐、幸福等），社交回避（避免与可能触发创伤记忆的社交环境或人际关系接触）。

负面改变：创伤后，患者可能会经历显著的认知和情感变化，这包括：持久的负面情绪，如沮丧、愤怒、恐惧、羞愧等；对自我和他人的负面看法，如认为自己无价值、妄图隔绝自己、对他人失去信任；难以体验到积极情绪，如幸福、满足感等。

高度警觉：这类症状表现在生理和心理上的持续高度警觉，包括：易被惊吓，对轻微刺激也异常敏感；睡眠困难，难以入睡或保持睡眠状态，常常伴有夜间惊醒；易怒和冲动，容易因小事发怒或表现出冲动行为；难以集中注意力，注意力涣散，难以集中在特定任务上。

二、创伤后应激障碍的分类

根据症状的持续时间和严重程度，PTSD 可以分为急性、慢性和延迟发作三种类型。

（一）急性 PTSD

急性 PTSD 是指症状持续时间在三个月以内的情况。此类情况通常出现在创伤事件发生后的头三个月内。如果及时介入治疗和支持，很多患者可以在短时间内复原。

（二）慢性 PTSD

慢性 PTSD 是指症状持续时间超过三个月的情况。这类患者的创伤症状常常表现为长期存在，并且难以通过自我调节或简单的心理干预得到改善。

（三）延迟发作 PTSD

延迟发作 PTSD 是指症状在创伤事件发生至少六个月之后才开始显现的情况。由于其延迟发作的特点，往往使人难以立即将其症状与前期的创伤事件联系起来。

三、创伤后应激障碍的诊断

诊断 PTSD 需要结合患者的完整病史、症状表现以及其他心理评估工具来进行。根据《精神疾病诊断与统计手册》（DSM-5）的定义，诊断 PTSD 需要以下要素：

创伤性事件：患者必须亲身经历或目睹一件危及生命或身体完整性的事件，同时在事件中感到极端恐惧、无助或恐慌。

闯入性症状：患者须经历至少一个闯入性症状，如闯入性回忆、创伤性梦境、情景重现等。

逃避和麻木症状：患者至少要有一个逃避或麻木症状，如避免谈论创伤事件、情感麻木等。

认知和情感负面改变：患者须经历至少两个负面的认知和情感改变，如持久的负面情绪、对自我和他人的负面看法等。

高度警觉症状：患者须表现出至少两个高度警觉的症状，如易被惊吓、入睡困难、易怒等。

症状持续时间：症状必须持续至少一个月。

功能受损：症状必须导致明显的社会、职业或其他重要领域的功能受损。

四、创伤后应激障碍的非药物治疗

针对PTSD的非药物治疗方法主要包括心理治疗、物理治疗、艺术疗法和支持性治疗等。

（一）心理治疗

心理治疗是PTSD治疗的核心方法之一，主要包括认知行为疗法、暴露疗法以及眼动脱敏与再处理。

认知行为疗法：主要通过改变患者的错误思维和行为模式来减轻其症状。治疗过程一般包括识别和改变患者负面的思维模式、学习新的应对策略以及逐步暴露在触发其症状的情景中，以帮助患者重新适应日常生活。

暴露疗法：暴露疗法通过让患者逐步接触其害怕的情境或回忆，从而降低其对这些刺激物的敏感性。暴露可以是现实中的暴露（如再访创伤现场）或通过想象暴露（如详细回忆创伤事件）。

眼动脱敏与再处理：该方法是一种通过眼动、音频或触觉刺激来帮助患者处理创伤记忆的疗法。患者在接受多种感觉刺激的同时，重新回忆创伤事件，以帮助其重新加工和整合这些记忆，减少其对患者的负面影响。

（二）物理治疗

物理治疗在减轻 PTSD 症状方面也有显著效果。常见的物理治疗方法包括运动疗法、正念冥想和瑜伽等。

运动疗法：研究表明，适度的有氧运动和力量训练可以显著减轻 PTSD 患者的焦虑和抑郁情绪，同时促进其身心健康。

正念冥想：正念冥想通过帮助患者专注于当下的体验，减少对过去创伤的反刍和对未来的担忧，从而降低其焦虑和压抑情绪。

瑜伽：瑜伽倡导通过深呼吸、拉伸运动和冥想来平衡身心，可以有效改善 PTSD 患者的睡眠质量和情绪状态。

（三）艺术疗法

艺术疗法通过绘画、音乐、戏剧和舞蹈等艺术形式，帮助患者表达和处理其复杂情感和创伤体验。

绘画疗法：绘画疗法通过让患者在画布上自由表达其内心世界，有助于减轻其心理压力和焦虑感。

音乐疗法：音乐疗法通过创作和欣赏音乐来调节患者的情绪状态，增强其对生活的积极感受。

戏剧和舞蹈疗法：戏剧和舞蹈疗法通过表演和故事情境的创作，帮助患者重新体验和处理其创伤记忆。

（四）支持性治疗

支持性治疗主要包括社会支持和群体治疗。

社会支持：社会支持体系，如家庭、朋友和支持性社区群体，可以提供情感和实质上的支持，帮助患者度过困难时期。

群体治疗：群体治疗通过让有相似经历的患者彼此分享和支持，建立强大的情感联系和群体认同，促进其心理康复。

五、创伤后应激障碍的预防和长期管理

（一）创伤后应激障碍的预防

危机干预：在创伤事件发生后尽早提供心理支持和介入，帮助受害者处理初期情绪反应。为受害者提供一个安全的环境，对其进行情感支持。

心理急救：在创伤事件发生后的第一时间，通过提供支持、信息和资源来帮助受害者稳定情绪并使其感到安全。

创伤教育：通过社区讲座、工作坊和培训课程，提高人们对于创伤和PTSD 的认识。学习理解 PTSD 的症状和诱发因素。

专业培训：对第一响应者、医疗人员和心理健康从业者进行 PTSD 相关知识的培训，以便他们能更好地识别和处理创伤事件后的早期症状。

（二）创伤后应激障碍的长期管理

建立支持网络：鼓励创伤事件中的个体与家人、朋友和社区成员保持联系，增强情感支持。

开展互助小组：组织或参与互助小组，提供一个安全的环境让创伤经历者分享他们的故事和感受，从而获得心理支持。

保持积极的社交联系：与家人、朋友和社区保持良好的互动关系，积极参与社交活动。

参与志愿服务和社区活动：通过社区服务和志愿者活动增加社会支持感，提升自我价值。

建立规律作息：保持稳定的日常作息，确保充足的睡眠和休息。

健康饮食和适量运动：通过均衡饮食和规律锻炼保持身体健康，增强

心理韧性。

发展兴趣爱好：通过参加兴趣班、学习新技能等方式丰富生活内容，分散注意力，减轻创伤后产生的压力。

心理健康教育：持续关注和学习心理健康知识，以促进自我理解和自我管理。

利用心理支持和资源：运用在线资源、书籍、视频等进行心理教育和自我支持。

第三章 环境与情绪障碍

环境对我们的情绪和心理健康有着深远的影响。从大自然的美景到城市的喧嚣，不同的环境因素可以在我们的情绪和心态上产生积极或消极的影响。环境对情绪障碍的影响尤为重要，它们可能导致或加剧某些心理健康问题。

研究表明，一方面，环境中的负面因素，如污染、噪声和紧张气氛与情绪障碍的发展密切相关。另一方面，自然环境、社交支持和心理舒适感有助于缓解情绪障碍的症状。因此，了解不同环境因素对情绪障碍的影响，对于制定有效的心理健康干预措施至关重要。本章节将探讨环境对情绪障碍的影响，并探讨如何通过改善环境条件来帮助预防和治疗这些心理健康问题。深入了解环境与情绪障碍之间的关系，有助于我们找到更好的方法来维护自己和他人的心理健康。

第一节 社会环境与情绪障碍

一、社会环境——情绪障碍的围城

在探讨情绪障碍时，我们不能忽视一个至关重要的因素：社会环境因素。想象一下，我们每个人都是一株植物，而社会环境就是我们生长的土壤。这土壤的质量、养分和条件直接影响着我们的生长状况，也就是我们的情绪健康。本节将深入探讨社会环境是如何影响我们的情绪状态的。

（一）虚拟世界中的真实情感：社交网络的双刃剑

还记得上一次你刷社交媒体时的心情吗？是不是时而感到愉悦，时而莫名其妙地焦虑或沮丧起来？这并非偶然。社交网络已经成为现代社会环境中不可或缺的一部分，它像一面魔镜，既能让我们看到世界的精彩，也可能扭曲我们对现实的认知。

打开任何一个社交平台，映入眼帘的往往是精心修饰过的"完美生活"，朋友圈里的旅行照片、小红书上的美食分享……这些信息会不知不觉地让我们产生比较心理。心理学研究表明，过度暴露于这种"筛选过的现实"中，可能导致自尊降低、焦虑增加，甚至引发抑郁情绪。社交媒体上的内容往往只是别人生活的一小部分，而且通常是经过精心挑选的。下次当你感到沮丧时，不妨问问自己：我是在和真实的他人比较，还是在和他人经过美化的网络形象比较？

网络互动会产生情绪共振。社交网络不仅仅是一个展示平台，更是一个互动空间，一条评论、一个点赞，都可能引发强烈的情绪反应。积极的互动可以增强社会联结感，提升幸福感，然而，网络暴力、网络霸凌等负面互动则可能对个体造成严重的心理创伤。

研究发现，情绪在社交网络上具有"传染性"。一项对微博用户的研究显示，当用户看到更多正面内容时，他们自己发布的内容也会变得更积极，反之亦然。这提醒我们要注意自己在社交媒体上的"情绪饮食"，适当控制负面信息的摄入。

（二）压力巨大：社会压力如何影响我们的情绪

生活在现代社会，你是否经常感觉被各种压力包围？工作压力、学业压力、家庭压力……这些压力像是无形的重担，日积月累，可能导致严重的情绪问题。

在竞争激烈的职场中，压力似乎成了日常的伴侣。长时间工作、高强度竞争、职位不稳定等因素都可能引发焦虑和抑郁。一项对职场压力的研究显示，长期处于高压工作环境中的员工，患抑郁症的风险比普通人高出2～3倍。如何在保持竞争力的同时不被压力击垮？关键在于找到工作与生活的平衡点。记住，你的价值不仅仅体现在工作成就上，培养工作之外的兴趣爱好，保持良好的人际关系，这些都是缓解职场压力的有效方法。

从小学到大学，甚至是终身学习，压力似乎总是与学习如影随形。考试焦虑、学业成绩、未来规划等都可能成为压力源。特别是在一些高度重视学业成就的文化中，这种压力更为明显。有趣的是，适度的压力实际上可以提高学习效率。心理学中的"耶克斯－多德森定律"告诉我们，中等程度的唤醒（或压力）能够带来最佳的表现。因此，关键不在于完全消除压力，而是学会管理压力，并将其转化为动力。

（三）当压力来敲门：应激事件与情绪波动

生活就像一盒巧克力，你永远不知道下一颗是什么味道。有时，我们可能遇到一些突如其来的事件，这些事件会给我们的情绪带来巨大冲击。

失业、离婚、亲人去世……这些重大生活事件往往会引发强烈的情绪反应。面对这些事件时，情绪波动是正常的。关键是要学会接纳这些情绪，同时寻找健康的方式来处理它们。记住：寻求帮助是拥有力量的表现，而非软弱！

除了重大事件，日常生活中的小烦恼累积也可能导致情绪问题。堵车、与同事发生争执、家务琐事……这些看似微不足道的事情，长期积累可能会对心理健康造成显著影响。

有趣的是，研究发现，相比重大生活事件，这些日常琐事对情绪的影响可能更加持久。因此，学会处理日常压力，培养积极的生活态度，对维护情绪健康至关重要。

（四）文化的烙印：文化因素与价值观对情绪的影响

我们每个人都生活在特定的文化背景中，这种文化背景像是一副无形的眼镜，影响着我们看待世界的方式，也塑造着我们的情感表达和体验。

你有没有注意到，在不同的文化中，人们表达情感的方式大不相同？例如，在许多西方文化中，直接表达情感被视为坦诚和健康的表现。而在一些东方文化中，含蓄和克制则更受推崇。这种差异不仅影响情感的表达，也会影响人们对情绪障碍的认知和应对方式。例如，在一些强调集体主义的文化中，个人的情绪问题被视为给家庭或群体带来的耻辱，从而阻碍了人们寻求专业帮助。

在这个全球化的时代，不同文化的价值观经常发生碰撞。例如，传统价值观与现代思想的冲突，可能引发焦虑和抑郁。一个典型的例子是"孝道"观念在现代社会中的挑战。在一些强调孝道的文化中，子女可能因为无法满足父母的期望而感到内疚和焦虑。理解这些文化因素，有助于我们更好地处理由价值观冲突引发的情绪问题。

（五）贫富差距：社会经济地位与心理健康

"钱不是万能的，但没钱是万万不能的。"这句俗语道出了社会经济地位对我们生活的重要影响。那么，它又是如何影响我们的情绪健康的呢？

低收入、失业、债务……这些经济压力都可能成为情绪障碍的诱因。研究显示，经济困难与抑郁、焦虑等心理问题呈正相关。这并不难理解，毕竟当基本生存需求得不到满足时，我们很难保持积极乐观的心态。然而，值得注意的是，高收入并不能完全保证心理健康。有时，高社会经济地位也可能带来特有的压力，如工作过度、社交压力等。

除了静态的经济状况，社会阶层的流动也会对心理健康产生重要影响。向上流动可能带来成就感和自信，但同时也可能引发身份认同的危机。而向下流动则可能导致挫折感和自尊降低。理解这些因素，有助于我们更全面地看待自己和他人的情绪状态，避免简单地将情绪问题归因于个人因素。

（六）暴力的阴影：暴力对心理健康的影响

生活在一个安全的环境中是我们的基本需求之一。然而，在一些家庭中，暴力却成了日常生活的一部分。这种环境对人们的心理健康会产生什么样的影响呢？

长期暴露于家庭暴力中的儿童和青少年，更容易出现创伤后应激障碍、抑郁和焦虑等问题。童年的良好氛围可以在一定程度上缓解成年所面临的情绪障碍与压力。即使面临相似的暴力威胁，未来孩子们的心理健康状况也往往更好。

在信息时代，我们不仅要面对现实中的暴力，还要应对媒体中大量的暴力信息。新闻报道、电影、电视节目，甚至视频游戏中的暴力内容，都可能对我们的心理产生影响。一些研究发现，长期接触媒体暴力可能导致情绪麻木，降低人对暴力的敏感度。这种情绪麻木不仅可能影响我们对他人痛苦的同理心，还可能增加攻击性行为的倾向。

通过以上讨论，我们可以看到，社会环境对我们的情绪健康有着深远的影响。从虚拟的社交网络到现实中的经济压力，从文化价值观到社区暴力，这些因素共同构成了一个复杂的社会生态系统，塑造着我们的情绪体验。理解这些社会因素的作用，有助于我们更全面地看待自己和他人的情绪问题。它提醒我们，情绪障碍并非单纯的个人问题，而是个人与环境互动的结果。

然而，这并不意味着我们就是环境的被动接受者。相反，认识到这些影响因素，正是我们主动应对的第一步。我们可以学会调整自己的社交媒体使用习惯，培养应对压力的技能，寻求社会支持，参与改善社区环境的活动等。记住，虽然我们无法完全控制外部环境，但我们可以选择如何看待和应对这些环境因素。正如维克多·弗兰克尔在《活出生命的意义》中所说："在任何境遇中，人都有选择的自由——选择自己的态度。"

接下来，我们将探讨如何在复杂的社会环境中，培养情绪韧性，建立健康的应对策略，从而更好地管理我们的情绪。让我们携手同行，在这充满挑战的社会环境中，找到属于自己的情绪平衡之道。

二、点赞即快乐？社交网络对你的情绪到底有多大影响

在数字时代，社交网络已经融入我们的日常生活，成为人们表达自我、与他人互动的重要平台。然而，这种虚拟世界既能带来真实的情感交流，也可能引发一系列情绪健康问题。让我们逐一探讨社交网络的双刃剑特性、"晒幸福"文化以及网络互动与情绪共振对个人情绪的影响。

（一）社交网络的双刃剑特性

社交网络为人们提供了一个跨越时空限制的平台，让我们可以轻松与朋友、家人和陌生人分享生活中的点滴。这种便捷的交流方式使情感支持变得更加触手可及。特别是在面对生活压力或情感困扰时，社交媒体可以成为一个情感宣泄和寻求帮助的渠道。通过分享自己的故事和经历，我们能够获得他人的共情和支持，减轻孤独感和无助感。

然而，社交网络的虚拟性质也带来了情感表达的复杂性和挑战。首先，线上互动缺乏面对面交流的深度，导致情感表达的肤浅化。简短的文字和表情符号难以完全传达复杂的情感，这使得线上交流有时显得冷漠和单调。此外，虚拟身份的多样性和可塑性也使得情感互动存在一定的不确定性。在网络世界中，人们可以轻易伪装和隐藏真实的自我，这导致情感投入的风险增加，甚至引发信任危机。

为应对这些挑战，我们需要在社交媒体上保持真实性，不被虚拟形象所迷惑，平衡线上和线下的互动，确保真实的情感交流不会被虚拟世界所取代。通过培养数字素养（指个体在数字化环境中获取、理解、创造和分享信息的能力），我们可以更好地辨识网络上的情感操纵和虚假信息，从而更健康地使用社交媒体。

（二）社交媒体的"晒幸福"文化

在社交媒体上，"晒幸福"已成为一种普遍现象。用户们倾向于展示自己生活中最美好、最成功的一面，从而营造出一种"完美生活"的假象。这种文化在一定程度上促进了积极向上的情感交流，但同时也带来了许多负面影响。

首先，"晒幸福"文化加剧了社交比较的现象。人们在浏览他人展示的美好生活时，往往会不自觉地与自己的生活进行比较。如果对方的生活看起来更加精彩和成功，这种比较可能导致我们的自卑感和不满足感增加，进而影响自我价值感。

长时间接触经过筛选的正面信息，可能导致人们对现实生活期望的扭曲。人们在看到他人的"完美生活"时，容易忽视这些展示背后的真实情况，从而对自己的生活产生不切实际的期望。这种期望的落空反过来又会带来失望和挫败感。

此外，"晒幸福"文化也增加了展示"完美生活"的社会压力。为了符合社交媒体上的"幸福标准"，许多人可能感到必须不断展示自己的成功和快乐，这种压力可能导致焦虑和压力的增加。更糟糕的是，为了维持积极形象，人们可能压抑负面情绪，不敢在社交媒体上表达真实感受，导致情感的失衡。

为了缓解这些问题，我们需要培养批判性思维，认识到社交媒体上的内容往往是经过精心筛选的，并不代表完整的现实。关注自己生活中的积极方面，而不是与他人比较。此外，鼓励在社交媒体上分享更真实、多元的生活面貌，设定界限，限制社交媒体使用时间，可以减少不必要的社交比较，保持心理健康。

（三）网络互动与情绪共振

社交网络的即时性和广泛覆盖，使得情绪和观点能够快速传播和放大，形成所谓的"情绪共振"现象。这种现象对个人和群体的情绪状态都产生了显著影响。

情绪的快速传播使得某些事件在社交媒体上引发广泛的集体情绪反应。例如，社会热点事件或突发灾难往往会在社交媒体上引起大规模的情绪波动，带来共鸣和共情。在危急时刻，社交媒体可以迅速引发同情和支持，形成集体的情感共振，帮助受困者渡过难关。

但是，也必须认识到情绪的放大效应也可能导致情绪的极化和失控。网络上的情绪互动常常是非理性的，人们在情绪高涨时容易发表过激的言论，甚至引发网络暴力。"回声室效应"的存在，使得用户主要接触到与自己观点相似的信息，进一步强化已有的情绪和观点，形成情绪的极化和固化。

面对这些挑战，我们需要多元化的信息来源，主动接触不同的观点，避免陷入单一的情绪或观点泡沫。提高对自身情绪的觉察能力，识别外部信息对自己情绪的影响，保持冷静和理性，避免被情绪裹挟。在参与网络讨论时，我们应学会理性思考，避免盲从和情绪化反应。同时，利用社交媒体的影响力传播正能量，促进积极的情绪共振，从而为社会带来更多的和谐与共鸣。

社交网络深刻地影响着我们的情感体验和表达方式。通过深入理解这些影响，我们可以更好地驾驭社交网络，最大化其带来的益处，同时最小化其潜在的负面影响。培养数字素养、保持真实性、平衡虚拟和现实生活，是我们在社交网络时代保持情绪健康的关键。让我们学会理智地使用这些工具，让它们成为我们生活的调味品，而非主导。真正的幸福和满足感来源于现实生活中的人际关系、个人成长和有意义的经历。

三、"压"力大到爆表：探秘压力对情绪健康的影响

在现代社会中，压力已成为我们日常生活中不可避免的一部分。常见的工作压力、学业压力和家庭压力等来自社会的压力源都影响着我们的情

绪健康。这些社会压力往往隐蔽且持久，甚至被视为理所当然，但其对个人情绪健康的影响不容忽视。

（一）工作压力与情绪健康

工作压力是现代社会中最普遍的压力源之一，影响着从职场新人到资深管理者的每一个人。工作压力主要来源于以下几个方面：首先，工作量和时间压力是最直接的压力源。无论是日常的工作任务还是紧迫的截止日期，繁重的工作量都会导致身心疲惫。其次，职业发展和竞争压力在如今高度竞争的职场环境中尤为突出。为了获得晋升或保住工作，人们往往不得不投入大量时间和精力，这种持续的竞争容易引发焦虑和不安。再次，人际关系也是一个重要的压力源。与同事、上级或客户的关系处理不当，会造成职场环境的紧张，进一步加剧压力。此外，工作角色的冲突与模糊不清也会带来压力。当工作职责不明确，或与个人价值观产生冲突时，容易产生心理上的负担。最后，工作与生活的平衡问题一直困扰着许多人。难以平衡工作和个人生活的需求，导致许多人长期处于高压状态。

应对工作压力的方法多种多样。首先，可以通过学习时间管理技巧来提高工作效率，减轻时间压力。其次，设定合理的职业目标，避免过度竞争，是减少压力的重要策略。再次，培养良好的职场人际关系，建立一个支持性的工作环境，也有助于减轻压力。此外，与上级沟通，明确工作职责，能够减少角色冲突。最后，保持工作与生活的平衡，定期放松身心，都是有效的压力管理方法。当然，如果压力过大，寻求职业咨询或心理辅导也是明智之举。

（二）学业压力与情绪健康

学业压力主要影响学生群体，但在终身学习的时代，成年人重返校园也会面临类似的压力。学业压力的主要来源包括学习任务和考试压力、成绩与未来发展压力、同辈竞争、家庭期望、时间管理以及适应新环境的压力。

繁重的学习任务和频繁的考试评估会给学生带来巨大压力。学业成绩与未来发展机会的紧密关联，更是让许多学生感到压力重重。在高度竞争的教育环境中，学生间的比较和竞争进一步加剧了这种压力。家庭的高期望也是一个重要因素，许多学生为了满足父母的期望而承受着巨大的心理负担。时间管理的挑战在学生群体中尤为突出，如何平衡学习、课外活动和个人生活，常常让学生感到无所适从。此外，升学或转学时适应新环境的压力也不容忽视。

长期的学业压力可能导致学习倦怠、焦虑和抑郁，严重时甚至可能引发自伤行为。应对学业压力的策略包括制订合理的学习计划，提高学习效率；培养积极的学习态度，关注个人进步而非与他人比较；与家长沟通，设定合理的期望；学会放松方法，保持身心健康；参与课外活动，培养兴趣爱好；必要时寻求学校心理咨询服务。

（三）家庭压力与情绪健康

家庭压力涉及家庭生活的方方面面，影响着不同年龄段和角色的家庭成员。婚姻关系的压力、育儿压力、经济压力、代际关系压力、工作与家庭的平衡、重大生活事件和家庭角色转变都是常见的家庭压力源。

夫妻间的矛盾和沟通不畅会给双方带来巨大的心理压力。照顾和教育子女的责任是许多父母面临的主要压力源。家庭经济问题如收入不足、债务负担等也常常给家庭带来沉重的压力。代际关系的处理，尤其是与父母或成年子女的关系，也会带来压力。平衡职业发展和家庭责任是许多人面临的挑战，难以两全往往会导致心理压力。重大生活事件如搬家、家人患病、失业等，都会对家庭成员造成影响。家庭角色的转变，如新婚、婴儿出生、子女离家等生命阶段的变化，也会带来压力。

长期的家庭压力可能导致家庭关系恶化、个人情绪问题，甚至引发家庭解体。应对家庭压力的策略包括改善家庭沟通，创造开放、支持的家庭氛围；合理分配家庭责任，互相支持；学习财务管理，共同制订家庭预算；

平衡工作与家庭时间，重视家庭生活质量；培养共同的兴趣和活动；必要时寻求家庭心理咨询或心理辅导。

（四）社会比较与自我价值

在这个信息爆炸的时代，我们不断接收到关于他人生活、成就和外表的信息。社交媒体的普及更是加剧了这种现象，我们可以轻易地看到朋友、同学或同事的"精彩人生"。这种持续的社会比较往往导致人们对自身价值产生怀疑。

当我们看到别人在事业上取得成功、拥有幸福的家庭生活或者保持完美的身材时，很容易产生自己不够好的感觉。这种比较不仅限于物质层面，还包括社会地位、学历、才能等各个方面。长期处于这种比较中，容易导致自尊心降低、焦虑感增加，甚至引发抑郁情绪。

然而，我们需要认识到，社交媒体上展示的往往是经过精心筛选和包装的信息，并不能完全代表真实的生活。每个人的人生轨迹都是独特的，不应该用他人的标准来衡量自己的价值。培养健康的自我认知，专注于个人成长而非外部条件，是应对这种社会压力的关键。

（五）社会期望与角色压力

社会对每个人都有一定的期望，这些期望往往根据年龄、性别、职业等因素而有所不同。例如，社会期望年轻人在特定年龄前完成学业、找到稳定的工作、结婚生子。这些期望虽然不是明文规定，却形成了无形的压力。

对于女性来说，这种压力可能更为明显。社会既期望她们在职场上有所成就，又要求她们扮演好妻子和母亲的角色。这种多重角色的平衡往往会带来巨大的心理负担。同样，男性也面临着要成为家庭的经济支柱、事业要有成的压力。

这些社会期望如果与个人的实际情况或愿望不符，就会产生巨大的心理冲突。一些人可能为了满足这些期望而违背自己的真实意愿，导致长期的不满足感和焦虑。另一些人则可能因为无法达到这些期望而感到挫败和自责。

应对这种压力的关键在于认识到每个人的人生道路都是独特的。我们需要学会设定符合自己的实际情况和价值观的目标，而不是盲目追随社会的期望。同时，社会也需要更加包容和多元化，尊重个体的选择。

（六）经济压力与社会不平等

在当今社会，经济压力是许多人面临的主要社会压力之一。房价高涨、教育成本增加、医疗费用攀升等因素都给个人和家庭带来了巨大的经济负担。这种压力不仅直接影响人们的生活质量，还会间接影响情绪健康。

经济压力往往伴随着对未来的不确定性和焦虑。为了维持生计或追求更高的生活水平，许多人不得不长期处于高压工作状态，牺牲休息和娱乐时间。这种长期的压力状态可能导致身心俱疲，增加患上抑郁症、焦虑症等情绪疾病的风险。更深层次的问题是社会不平等带来的影响。在贫富差距不断扩大的社会中，那些处于社会底层的人群不仅面临更大的经济压力，还可能因为缺乏机会和资源而感到无力和绝望。这种持续的挫败感可能导致他们自尊心降低，甚至产生对社会的不满和怨恨情绪。

缓解经济压力需要个人、社会和政府的共同努力。在个人层面，学会理财、提高职业技能、寻找额外收入来源等都是有效的策略。同时，社会需要创造更加公平的教育和就业机会，政府则应该通过制定相关政策来缓解贫富差距，为弱势群体提供必要的支持和保障。

（七）社会变革与适应压力

我们生活在一个快速变化的时代，技术进步、社会结构调整、价值观念的转变等都在不断挑战着我们的适应能力。这种持续的变革给许多人带来了巨大的心理压力。例如，数字化转型给许多传统行业带来了冲击，一些人可能因此失去工作或被迫转行。这不仅带来经济压力，还可能引发身份认同的危机。社会价值观的变化也可能带来压力。例如，对环境保护的日益重视要求我们改变生活方式，这可能与一些人长期形成的习惯相冲突。同样，性别平等、多元文化等理念的推广也可能挑战一些人的传统观念，引发心理冲突。

面对这些变革，保持开放和学习的态度至关重要。我们需要不断更新知识和技能，提高适应能力。同时，也要学会在变革中保持自我，找到平衡点。社会层面，则需要为弱势群体提供必要的支持和培训，帮助他们更好地适应变革。

总之，社会压力是一个复杂的议题，它涉及个人、家庭、社会多个层面。认识到这些压力的存在和影响是应对它们的第一步。我们需要培养健康的自我认知，设定合理的期望，学会在社会要求和个人需求之间找到平衡。同时，社会也需要创造更加包容、公平和支持性的环境，减轻个体承受的不必要的压力。只有个人和社会共同努力，我们才能在应对社会压力的同时，维护和提升整体的心理健康水平。

四、情绪的过山车：应激事件导致的情绪跌宕起伏

在前面的章节中，我们探讨了工作、学业和家庭等方面的持续性压力源。本章我们将聚焦于应激事件对情绪的影响，包括重大生活事件带来的剧烈情绪变化，以及日常琐事累积造成的情绪波动。理解这些事件如何影响我们的情绪状态，对于维护心理健康至关重要。

（一）重大生活事件的情绪影响

生活中难免会遇到一些重大事件，这些事件往往会在短时间内给个体带来巨大的情绪冲击。无论是积极的事件如结婚、生子、升职，还是消极的事件如失业、离婚、亲人离世，都会引发强烈的情绪反应。

以失业为例，突如其来的失业可能会引发一系列负面情绪。最初可能是震惊和不敢相信，随后可能会经历愤怒、沮丧、焦虑等情绪。失业不仅

意味着经济来源的中断，还可能影响个人的自我价值感和社会身份认同。这种复杂的情绪体验可能持续数周甚至数月，直到个体逐渐适应新的生活状态。另一个常见的重大生活事件是亲人离世。面对亲人的逝去，人们通常会经历悲伤的不同阶段。从最初的否认和震惊，到愤怒、讨价还价，再到抑郁，最后才能逐渐接受现实。这个过程可能会持续很长时间，甚至数年之久。在此期间，个体可能会经历情绪的剧烈波动，影响日常生活和工作。

即便是积极的生活事件，如结婚或生子，也可能带来复杂的情绪体验。喜悦和期待之余，可能还伴随着对未知的未来的焦虑和担忧。新的角色和责任可能会让人感到压力，需要一段时间来适应。

重大生活事件之所以对情绪影响如此之大，是因为它们往往涉及生活的重大变化，挑战了个体既有的生活方式和认知模式。这需要个体调动大量心理资源来应对和适应，因此会引发强烈的情绪反应。

（二）日常琐事的累积效应

相比于重大生活事件，日常生活中的琐碎烦恼看似微不足道，但其累积效应却不容忽视。这些琐事可能包括交通堵塞、与同事的小摩擦、家务劳动、计划外的小额支出等。虽然每件事单独来看影响不大，但日积月累，却可能对个体的情绪状态产生显著影响。

日常琐事之所以会影响情绪，主要有以下几个原因：首先，频繁发生的小烦恼会消耗个体的心理能量。每一次小挫折或不顺心，都需要调动一定的心理资源来应对。长此以往，这种持续的消耗会导致心理疲劳，使得个体更容易出现负面情绪。其次，日常琐事往往具有不可预测性和不可控性。比如突然遇到的交通堵塞，或者意外的设备故障，这些事件往往打乱了个体的计划，引发焦虑和烦躁情绪。当这种情况频繁发生时，个体可能会产生无力感，影响整体的情绪状态。再次，日常琐事的累积可能会放大个体对生活的负面认知。当一个人长期处于被各种小烦恼困扰的状态时，可能会不自觉地形成"生活总是充满问题"的消极认知模式，进而影响整体的情绪体验，且这种影响往往是潜移默化的。与重大生活事件不同，人们可能不会特别注意这些小事带来的情绪影响。这种不被察觉的累积效应，可能会在不知不觉中改变个体的情绪基调，导致长期的情绪低落或易怒状态。

总之，应激事件与情绪波动有直接关系。无论是重大生活事件带来的剧烈情绪变化，还是日常琐事累积造成的缓慢的情绪侵蚀，都会对个体的情绪稳定产生深远影响。认识到这些影响，并学会有效应对，是维护心理健康的关键。我们需要培养情绪智力，提高心理韧性，以更好地应对生活中的各种挑战。同时，也要记住，适度的压力和情绪波动是正常的，关键在于如何管理和平衡，使之成为个人成长的动力，而不是心理健康的阻碍。

五、文化差异与情绪困扰：跨文化视角下的情绪健康

我们生活在这个日益全球化的世界里，文化差异和价值观冲突已经成为影响个人情绪健康的重要因素。东西方文化在情感表达方面的差异尤为显著，这种差异不仅体现在日常生活中，更在跨文化交流中扮演着关键角色。

（一）东西方情感表达的差异

东西方文化在情感表达上存在显著差异。在西方文化中，人们普遍鼓励直接、开放地表达情感。无论是欢乐、悲伤还是愤怒，都被视为健康和真实的表现。这种观念根植于西方个人主义文化中，强调个体的独特性和自我表达的重要性。

相比之下，东方文化则更加强调情感的克制和内敛，过于外露的情感表达可能被视为不成熟或缺乏自制力的表现。

（二）社交场合中的文化差异

文化差异在日常生活和社交场合中表现得尤为明显。例如，在西方

的聚会中，人们通常会表现得热情洋溢，大声谈笑，肢体语言丰富。而在东方的社交场合，人们可能会更加含蓄，笑容温和，言语谨慎。这种差异不仅仅是行为上的，更深层次地反映了不同文化对情感本身的理解和重视程度。

这种文化差异在跨文化交流中也常常成为产生误解和情绪困扰的源头。一个来自美国的留学生初次来到中国，他可能会对中国同学的"冷淡"感到不适应，将他们的克制误解为不友好。同样，一个中国留学生在美国可能会觉得美国同学过于热情，甚至有些"虚伪"。这些误解如果得不到及时澄清，很容易导致人际关系的障碍和个人情绪的困扰。

（三）职场中的价值观冲突

类似的价值观冲突在职场中也常常出现。在一家跨国公司中，来自不同文化背景的员工可能对"成功"有着截然不同的定义。西方员工可能更看重个人成就和职业发展，而东方员工则可能更重视团队和谐和集体荣誉。这种差异会导致团队合作中的摩擦，甚至影响个人的工作满意度和情绪状态。

总的来说，文化因素和价值观在塑造我们的情感体验和表达方式上扮演着至关重要的角色。在这个日益全球化的世界里，了解和尊重文化差异，学会处理价值观冲突，已经成为维护情绪健康的重要课题。通过培养文化敏感性，保持开放包容的态度，我们不仅可以减少因文化差异带来的情绪困扰，还能够从中获得个人成长和视野拓展的机会。最终，这种跨文化理解和包容不仅有利于个人情绪健康，也有助于构建更加和谐的多元文化社会。

六、金钱能决定一切？探究社会地位对情绪健康的深远影响

社会地位与情绪健康的关系是一个复杂而深刻的议题，它揭示了我们所处的社会结构如何塑造个人的情绪状态和情感体验。在当代社会中，一

个人的社会地位不仅决定了其物质生活的质量，还深深影响着其心理健康和情绪稳定性。这种影响主要通过两个途径展现：经济压力对情绪的直接影响，以及社会阶层流动带来的心理挑战。

（一）经济压力与情绪健康

在一个收入差距日益扩大的社会中，低收入群体往往面临着持续的生活压力。这种压力不仅来自难以满足基本生活需求，还源于对未来的不确定性和社会比较带来的自卑感。例如，一个勉强维持生计的家庭可能长期处于焦虑状态，担心突如其来的医疗费用或失业会摧毁他们脆弱的财务状况。这种持续的压力状态可能导致慢性焦虑和抑郁等情绪障碍，进而影响个人的工作表现和人际关系，形成一个难以打破的恶性循环。

债务负担是另一个值得关注的经济压力源。在许多发达国家，高额的学生贷款、信用卡债务或房贷已成为年轻一代普遍面临的问题。这些看似为了更好的未来而承担的债务，却可能成为沉重的心理包袱。背负高额债务的人会感到被束缚和无助，这种感觉不仅影响他们的日常情绪，还会阻碍他们对未来的规划和投资。长期的债务压力会导致个人产生无力感和失败感，严重影响自尊心和自我价值感。

就业不稳定性是经济压力的另一个重要来源。在全球化和技术快速发展的背景下，许多行业面临着巨大的变革，导致就业市场的不确定性增加。失业或担心失业的阴影给个人带来巨大的心理压力。这种压力不仅来自对收入损失的担忧，还包括对自身价值和社会地位的质疑。长期的就业不安全感会导致个人产生持续的焦虑状态，影响其生活质量和幸福感。即使在重新就业后，这种负面影响可能仍然存在，表现为对工作的不安全感和对未来的悲观预期。

（二）社会阶层流动与心理健康

社会向上流动虽然常被视为积极现象，但这个过程也会伴随着巨大的心理挑战。努力实现阶层跨越的个体往往面临着双重压力：一方面是适应新环境的压力，另一方面是维持新地位的压力。例如，一个来自工人阶级家庭的大学生，在追求高等教育和职业发展的过程中，不仅要克服经济障碍，还要适应新的社会环境和文化规范。这个适应过程可能导致他们身份认同危机和持续的焦虑状态。他们会感到在原有阶层和新阶层之间无所适从，既无法完全融入新的社交圈，又与原有的社交网络产生疏离。

相比之下，社会阶层的下降会带来更为严重的心理创伤。突然失去原有的社会地位和生活方式会对个人的自尊心造成沉重打击，引发严重的抑郁症状。在经济衰退期间，许多原本属于中产阶级的家庭会因失业或破产而突然跌入低收入群体。这种突然的地位变化不仅带来经济困难，还会引发巨大的身份危机。个人感到失去了生活的控制权，对未来感到绝望和无助。此外，社交圈的改变导致他们感到孤立和疏离，进一步加剧心理和情绪健康问题。

社会流动性还会在家庭层面产生复杂的影响。当子女的社会经济地位与父母有显著差异时，会出现代际冲突和心理压力。例如，一个通过教育实现阶层跨越的年轻人在价值观和生活方式上与原生家庭产生分歧。这种分歧不仅导致家庭关系紧张，还会引发个人的身份认同问题和内疚感。成功实现向上流动的子女对留在原阶层的家人产生复杂的情感，既有成就感，又有负疚感，这种矛盾的情感成为他们长期的心理负担。

总的来说，社会经济地位对个人心理和情绪健康的影响是多层面且深远的。经济压力和社会流动性不仅影响个人的物质生活，还深刻塑造着他们的情绪体验和心理状态。这种影响是动态的，随着个人生命周期和社会经济环境的变化而变化。理解这些复杂的相互作用对于全面把握社会经济因素与心理健康之间的关系至关重要。只有深入认识这些问题，我们才能为制定有效的干预策略和社会政策奠定基础，从而更好地应对这些挑战，促进整体社会的心理健康。

七、阴影与屏幕：家庭暴力与媒体暴力对情绪障碍的双重冲击

在现代社会中，家庭暴力和媒体暴力这两种普遍存在的社会现象，对个体的情绪健康产生了深远的影响。尽管它们表现形式不同，但都会成为诱发和加剧情绪障碍的重要因素。

（一）亲密关系中的情绪创伤：家庭暴力

家庭暴力作为发生在亲密关系中的暴力行为，对受害者的情绪健康造成了严重的伤害。长期遭受家庭暴力的个体常常表现出一系列情绪障碍症状。首先，抑郁症是家庭暴力受害者中常见的情绪障碍。受害者经常感到无助、绝望和自我价值感低下，长期处于暴力环境中的他们对生活失去希望，甚至产生自杀倾向。其次，焦虑障碍也是常见问题。持续的威胁和不确定性使受害者发展出广泛性焦虑障碍或惊恐障碍，处于高度警惕状态，对周围环境感到恐惧和不安，即使在安全的环境中也难以放松。此外，创伤后应激障碍是家庭暴力受害者的另一常见情绪障碍。暴力事件的记忆反复侵扰受害者，导致噩梦、闪回和情绪麻木等症状，严重影响他们的日常生活和社交功能。

家庭暴力对情绪健康的负面影响还会延伸至家庭外的社交圈。处于暴力环境中的儿童，目睹或直接经历了暴力事件，容易发展为行为问题、学习困难和情绪障碍，这些问题会持续到成年期。受害者往往经历复杂的情绪反应，如羞耻感、自责和愤怒，这些情绪进一步加剧其情绪障碍，形成恶性循环。

（二）媒体暴力：虚拟世界中的情绪影响

与家庭暴力相比，媒体暴力虽然不像家庭暴力那样直接威胁个体的安全，但其对情绪健康的影响同样不容忽视。频繁接触媒体暴力内容会增加个体对现实世界的恐惧感，这种"恐惧培养效应"会导致个体过度担心自身安全，进而发展出各种焦虑症状。长期接触媒体暴力还会增加个体的攻

击性思维和情绪，使他们变得易怒和敌意增加，甚至表现出行为问题。此外，反复接触媒体暴力会导致情绪去敏感化，使个体对暴力和苦难变得麻木，这种情绪反应不仅影响他们对媒体内容的反应，还会延伸到现实生活中，削弱其同理心和情感表达能力。

媒体暴力对情绪障碍的影响还表现在其对个体认知和价值观的扭曲上。过度接触媒体暴力的个体会对世界产生消极和悲观的看法，增加抑郁症状。媒体暴力也会强化个体对社会环境的负面认知，增加其社交焦虑，尤其在青少年群体中，导致他们回避社交互动，影响其社交技能的发展。

家庭暴力和媒体暴力对情绪障碍的影响往往是交织在一起的。遭受家庭暴力的个体更容易受到媒体暴力的影响，因为他们已经处于情绪脆弱的状态。同样，过度接触媒体暴力的个体更难以应对现实生活中的暴力事件，从而增加了情绪障碍的风险。通过深入理解家庭暴力和媒体暴力对情绪障碍的影响，可以更好地制定预防和干预策略，创造一个更加健康、和谐的社会环境。社会各界共同努力，才能有效减少这两种暴力形式对个体情绪健康的负面影响，促进整体社会的心理健康水平。

第二节　物理环境与情绪障碍

一、看得见摸得着的影响力：我们的周围环境

当我们谈论情绪和行为时，很容易忽视一个重要的因素：我们所处的物理环境。想象一下，你是否曾在一个拥挤嘈杂的地方感到烦躁不安？或者在一个宁静优美的自然环境中感到心旷神怡？这些都是物理环境对我们情绪和行为产生影响的典型例子。在这一节中，我们将深入探讨物理环境与人类行为之间的密切关系，首先从环境心理学开始。

（一）环境心理学：人与自然的共鸣

在我们深入了解物理环境是什么、包含哪些部分之前，先来认识一个有趣的学科：环境心理学。这个学科研究人和环境是如何相互影响的。它在 20 世纪 60 年代兴起，因为那时候的心理学家们发现，传统心理学没有充分考虑环境对人的影响。

环境心理学有几个重要的观点。首先，它认为人和环境是互相影响的。比如，一个安静的图书馆会让人不自觉地放低声音；反过来，人们也会通过自己的行为改变环境，比如在家里摆放植物来改善心情。其次，环境心理学说的"环境"不仅仅是指我们能看到、摸到的东西，还包括我们生活的社会和文化背景。最后，它特别强调每个人对环境的感受可能不同。举个例子，有人觉得热闹的咖啡馆很舒服，有人则觉得吵闹难以忍受。

环境心理学研究的内容很广泛，从建筑如何影响人的行为，到自然环境怎样影响心理健康，再到城市规划如何影响社区生活，都在研究范围内。这些研究成果在实际生活中有很多应用。比如，现在的医院设计会加入更多自然元素，因为研究发现这样有助于病人康复。又比如，城市规划者在设计公园和广场时，会考虑如何让这些地方更容易让人感到放松和愉快。

（二）物理环境：环境心理学家的秘密武器

物理环境，听起来似乎是一个简单直白的概念，实际上它在心理学研究中扮演着举足轻重的角色。简单来说，物理环境指的是我们周围可以感知到的所有物质性因素。它包括我们能看到、听到、触摸到、闻到甚至尝到的一切。

从心理学的角度来看，物理环境不仅仅是一个客观存在的背景，更是一个能够影响我们思想、情感和行为的重要变量。环境心理学家们常常将物理环境视为研究人类行为的"秘密武器"，因为它能提供许多关于人类心理和行为模式的宝贵线索。

想象一下，你是一位侦探，而物理环境就是你破案的关键线索。通过仔细观察和分析环境中的各种元素，你可以推断出人们可能的行为模式和心理状态。这就是环境心理学家们日常工作的缩影。

物理环境包含自然环境要素、人造环境要素、社会环境要素等。自然环境要素主要包括地形地貌、气候条件、水文特征、植被覆盖及动物多样性分布等；人造环境要素主要包括建筑物、基础设施、交通工具、室内装饰及科技设备等；社会环境要素主要包括人口密度、社会关系、经济因素、政治因素等。

无论自然环境、人造环境还是社会环境都对人类的情绪和行为有着深远的影响。例如，研究表明，在自然环境中度过一段时间可以显著降低压力水平，提高注意力和创造力。这就是为什么许多人会选择在假期去海滩或山区度假，而不是留在喧嚣的城市中。有趣的是，即使是在室内环境中模拟自然元素，如放置植物或播放自然音效，也能在一定程度上带来类似的积极效果。这种现象被称为"仿生设计"，正在被越来越多地应用于建筑和室内设计中。人造环境要素在很大程度上塑造了我们的日常生活体验。例如，办公室的布局会影响员工的工作效率和协作能力；家居环境的设计则会影响我们的睡眠质量和整体幸福感。随着科技的发展，虚拟现实（VR）和增强现实（AR）技术正在创造出全新的"人造环境"。这些技术不仅能够模拟现实世界，还能创造出完全虚构的环境，为研究物理环境对人类行为的影响提供了新的可能性。

社会环境要素虽然不像自然环境或人造环境那样直观可见，但它们对我们的行为和情绪同样有着深远的影响。例如，在一个高度拥挤的环境中，人们会感到压力增加，社交行为减少；而在一个有着强烈社区归属感的环境中，人们会表现得更加友善和乐于助人。

理解了物理环境的各个要素后，我们需要认识到这些要素并非孤立存在，而是相互影响、相互作用的。就像一首交响曲中的不同乐器，每个环境要素都在演奏自己的旋律，共同构成了我们所体验的整体环境。例如，一个城市的自然环境（如地形、气候）会影响其建筑风格和城市规划（人造环境）；而城市的规模和布局又会影响其社会环境（如人口密度、社交模式）。这种复杂的相互作用使得研究物理环境对人类行为的影响成为一项充满挑战但又极其有趣的工作。随着可持续发展理念的普及，越来越多的设计师和规划者开始尝试创造能够协调自然环境、人造环境和社会环境的"生态城市"。这些城市旨在最大程度地减少对自然环境的破坏，同时为居民提供高质量的生活环境。

物理环境对人类情绪的影响涉及多个心理学领域，包括感知心理学、认知心理学和社会心理学等。物理环境可以直接影响我们的生理状态，进而影响我们的情绪和行为。例如，过高或过低的温度都会导致不适感，影响工作效率和社交行为；长期暴露在噪声环境中会导致压力增加、注意力下降；适当的光线可以提高警觉性和工作效率，而不足或过强的光线则会导致视觉疲劳和情绪低落。物理环境还可以通过影响我们的认知过程和社会互动来间接影响我们的行为。例如：开放式办公室会促进交流，但也会增加干扰，影响工作效率；接触自然环境可以降低压力，提高创造力和解决问题的能力；不同的颜色会引发不同的情绪反应，进而影响行为。

通过对物理环境定义和要素的探讨，我们可以看到，环境不仅仅是我们生活的背景，更是影响我们情绪和行为的重要因素。理解物理环境的作用，可以帮助我们更好地管理自己的情绪，提高生活质量。

在接下来的内容中，我们将更深入地探讨物理环境对人类行为的具体影响，以及如何利用这些知识来改善我们的生活环境，从而更好地管理我们的情绪和行为。你的环境就像一个隐形的伙伴，时刻在影响着你。学会与之和谐相处，你就能更好地掌控自己的情绪和行为。

二、光照：顽皮的小天使

光线，这个我们每天都在接触却常常忽略的环境要素，对我们的情绪有着深远的影响。无论是自然光还是人工照明，都能够在不知不觉中改变我们的情绪状态。在这一小节中，我们将深入探讨光线对情绪障碍的影响，包括光线的类型、光线不足对情绪的影响、光疗的应用以及如何优化日常光环境来改善情绪。

我们接触到的光线主要分为自然光和人工光。

自然光：即太阳光，它是最纯粹、最健康的光源。自然光不仅可以提供维生素 D 的合成，还能调节我们的生物钟，帮助我们维持良好的情绪状态。研究表明，暴露在自然光下有助于提高体内的血清素水平，血清素是一种与情绪调节密切相关的神经递质。

人工光：即人造的照明光源，包括白炽灯、荧光灯、LED 灯等。不同类型的人工光源对情绪的影响各不相同。暖色调的光源（如白炽灯）通常让人感到温暖和放松，而冷色调的光源（如荧光灯）则会让人感到冷静或紧张。

（一）生物钟：你体内的小闹钟

生物钟控制着我们的昼夜节律，影响睡眠－觉醒周期、体温变化、激素分泌和情绪波动。例如，当光线减弱时，松果体会分泌褪黑激素，使我们感到困倦；而当光线增强时，褪黑激素分泌减少，我们会感到清醒。同时，光照还影响血清素的产生，这种神经递质与情绪调节密切相关。

当生物钟受到干扰时，会导致各种情绪障碍。例如，长期倒班工作或频繁跨时区旅行的人群更容易出现情绪问题，这正是因为他们的生物钟经常被打乱。

（二）季节性情感障碍：冬日忧郁的真相

季节性情感障碍（SAD）是一种与光照密切相关的情绪障碍。它通常发生在冬季，日照时间减少时。症状包括情绪低落、能量不足、睡眠过多、食欲增加（尤其是对碳水化合物的渴望）以及社交退缩。这种障碍与光照不足导致的褪黑激素和血清素分泌失衡有关。

研究表明，SAD 患者的大脑对光的敏感性较低，需要更多的光照刺激才能维持正常的生理节律。此外，一些人存在遗传易感性，使他们更容易受到光照变化的影响。值得注意的是，虽然 SAD 在高纬度地区更为常见，但低纬度地区的居民也会受到影响，尤其是在长期阴雨天气期间。

（三）蓝光：现代生活的暗箭

在现代生活中，我们越来越多地暴露在人造光源下，尤其是电子设备发出的蓝光。智能手机、平板电脑和电脑屏幕都会发出大量蓝光。这种光波长较短，能量较高，对生物钟的影响尤为显著。过度接触蓝光，特别是在夜间，会干扰生物钟，抑制褪黑激素的分泌，从而影响睡眠质量和情绪稳定性。长期的睡眠质量下降会导致慢性疲劳、注意力不集中，甚至增加抑郁和焦虑的风险。此外，现代城市生活中的光污染也是一个不容忽视的问题。过度的夜间照明不仅影响人类的生物钟，还会对整个生态系统造成负面影响。

（四）光疗法：利用光线改善情绪

光疗法是一种有效的非药物治疗方法，特别适用于季节性情感障碍。它通过使用模拟自然日光的特制灯具，帮助患者调节生物钟，改善情绪状态。这种治疗方法通常要求患者每天在固定时间接受一定强度的光照，通常是在早晨进行 20 ～ 30 分钟的光照。

光疗法的工作原理是通过抑制褪黑激素的分泌，同时促进血清素的产生，从而调节情绪。相比传统的药物治疗，光疗法往往能更快地产生效果，通常在一周内就能得到明显改善。此外，光疗法的副作用相对较少，是一种安全的治疗选择。

然而，需要注意的是，光疗法并非适用于所有人。对于某些眼部疾病患者或正在服用光敏感药物的人来说，需要谨慎使用。因此，在开始光疗之前，最好咨询医生的意见。

（五）实用建议：优化日常光照环境

充分利用自然光：每天早晨尽可能接触自然光，这对调节生物钟至关重要。即使在室内工作或学习，也要尽量选择靠窗的位置。适度的阳光不仅能让人心情变好，还能帮助维持正常的昼夜节律。

改善工作环境光照：确保工作场所有充足而不刺眼的照明。在自然光不足的环境中，可以考虑使用模拟自然光的灯具。良好的照明不仅能提高工作效率，还能减少视疲劳。

控制夜间光照：睡前 1 ～ 2 小时应减少接触蓝光。可以启用电子设备的蓝光过滤功能，或佩戴防蓝光眼镜。这有助于保护眼睛健康，同时促进褪黑素的分泌，改善睡眠质量。

保持规律作息：尽量在固定时间起床和就寝，包括周末。这种一致性有助于稳定生物钟，长期坚持可以显著改善睡眠质量和整体健康状况。

使用唤醒灯：特别是在冬季，使用能模拟日出的唤醒灯可以帮助我们更自然地醒来。这种渐进式的"人造日出"可以缓解季节性情绪低落，使早晨起床变得更加轻松。

保持适度运动：规律的运动不仅有助于改善情绪，还可以增强身体对光照的敏感性。建议每周至少进行 150 分钟中等强度的有氧运动，如快走、慢跑、游泳等。

调整室内环境：选择明亮的墙面颜色和具有反光性的材料，可以增加室内的光线反射。适当添加镜面或金属饰品也能起到类似效果，使整体环境更加明亮舒适。

理解光照对情绪的影响，可以帮助我们更好地管理心理健康。通过合理利用自然光和人造光，我们可以调节生物钟，改善情绪状态，从而提高生活质量。光照管理不仅仅是一个个人健康问题，也是一个社会议题。随着我们对光照影响的认识不断深入，未来可能会出现更多考虑到光照健康的建筑设计和城市规划。例如，一些公司已经开始在办公室安装可调节色温的照明系统，以模拟自然光的变化，从而提高员工的工作效率和幸福感。

总的来说，光照对我们的情绪和整体健康有着深远的影响。通过了解这些影响并采取适当的措施，我们可以更好地掌控自己的情绪，创造一个更加和谐的生活环境。希望这些信息能够帮助读者更好地理解并改善自己的情绪健康，为创造更美好的生活打下基础。

三、声音环境与情绪障碍

想象一下，你正坐在一个喧闹的咖啡馆里，试图集中注意力展开工作。周围充斥着杯碟碰撞声、人们的交谈声和咖啡机的嗡鸣。突然，你感到焦躁不安，无法思考。这并非巧合。声音环境对我们的情绪影响比我们想象中的要大得多。在本小节中，我们将深入探讨声音环境如何影响我们的情绪状态，特别是对那些已经存在情绪障碍的人来说。

（一）噪声：无形的压力源

城市生活中，我们每天都在不知不觉中暴露在各种噪声之中。交通噪声、建筑噪声、邻居的喧哗，甚至是我们自己的电子设备发出的嗡嗡声，都可能成为潜在的压力源。长期暴露在这些噪声环境中会导致压力水平升高、睡眠质量下降、注意力分散，以及情绪波动加剧。对于已经存在焦虑或抑郁症状的人来说，噪声会加剧这些症状。

（二）自然声音：大脑的按摩师

与人为噪声相反，自然声音对我们的情绪有着显著的正面影响。海浪声、鸟鸣、雨声等自然声音能够降低压力、改善注意力、促进放松，并改善睡眠质量。研究表明，聆听自然声音可以降低体内的皮质醇水平，帮助我们更快地从压力事件中恢复。温和的自然声音还可以掩盖干扰性噪声，帮助我们更好地集中注意力。

创造我们的声音绿洲并不困难。我们可以使用白噪声应用，里面通常包含各种自然声音。投资一台空气净化器不仅可以净化空气，许多型号还能产生舒缓的白噪声。在办公室使用耳塞或降噪耳机可以帮助我们在嘈杂的环境中创造一个安静的空间。在家中种植室内植物不仅能净化空气，还能吸收一些环境噪声。

（三）音乐：情绪的调音师

音乐对情绪的影响是强大的，以至于它已经成为一种独立的治疗方法——音乐治疗。不同类型的音乐可以引发不同的情绪反应。古典音乐通常被认为有助于缓解焦虑，提高注意力。自然音乐可以帮助放松身心，减少压力。节奏感强的音乐可以改善情绪，增加活力，对抑郁症患者特别有帮助。而无论是什么类型，听自己喜爱的音乐都能带来正面情绪。

对于不同的情绪状态，我们可以"开具"不同的音乐处方。当感到焦虑时，可以尝试舒缓的古典音乐或自然音乐，如法国作曲家克劳德·德彪西的《月光》或雨声音乐。情绪低落时，选择节奏明快、歌词积极的流行音乐会有帮助。需要集中注意力时，巴赫的器乐作品或轻柔的爵士乐是不错的选择。而在入睡困难时，轻柔的钢琴曲或专门设计的睡眠音乐会帮助你更快入眠。

随着人们对声音环境影响的认识不断深入，声音环境设计正在成为建筑和城市规划中越来越重要的一部分。在办公室设计中，一些公司正在采取措施来改善环境的声音景观。这包括设置安静区、使用吸音材料、引入自然元素如室内植物和小型水景，以及在公共区域播放适当的背景音乐。在城市规划层面，一些前瞻性的规划者正在考虑如何在设计中纳入声音环境的考量。这包括利用绿色屏障来吸收交通噪声，在公共空间引入喷泉和水景创造令人愉悦的自然声音，探索将声音艺术融入公共空间，以及在城市中设立"安静区域"，为市民提供逃离喧嚣的空间。

每个人对声音的反应都是独特的。有些人在完全安静的环境中工作效率最高，而有些人则需要一定的背景噪声。了解并尊重个人偏好对于创造理想的声音环境至关重要。找到你的"声音甜点"可以通过实验不同的声音环境，创建个人声音档案，并根据你的偏好调整环境来实现。同时，在共享空间中，与他人沟通你的声音需求，也要尊重他人的偏好，这一点同样重要。

声音环境对我们的情绪和心理健康有着深远的影响。通过理解这种关系，我们可以更好地利用声音来改善我们的生活质量。无论是通过减少有害噪声，增加愉悦的自然声音，还是找到适合自己的音乐节奏，我们都有能力创造一个更加和谐、有利于情绪健康的声音环境。记住，生活就像一首交响乐，有高潮也有低谷。通过细心聆听和巧妙调节，我们每个人都可以成为自己生活的作曲家，谱写出一曲动人的生命乐章。

四、色彩与情绪障碍

我们生活在一个色彩缤纷的世界里。从晨曦的柔和粉红到夜幕的深邃蓝黑，色彩无处不在，默默影响着我们的情绪和心理状态。对于那些正在经历情绪障碍的人来说，色彩的影响更加深远。在这节中，我们将探讨色彩如何影响我们的情绪，以及如何利用色彩来改善心理健康。

（一）色彩心理学：情绪的调色板

色彩心理学是一门研究色彩对人类行为和感受影响的学科。不同的色彩能够唤起不同的情绪反应和联想。例如，红色常常与激情和兴奋联系在一起，而蓝色则给人平静和安宁的感觉。这种联系部分来自我们的生理反应，部分则源于文化和个人经历。

对于正在经历抑郁或焦虑的人来说，某些色彩会加重他们的症状，而另一些色彩则能带来慰藉。例如，长期处于灰暗环境中的人会感到情绪低落，而明亮、温暖的色彩则能给人带来好心情。

（二）色彩治疗：用色彩涂抹心灵

色彩治疗是一种新兴的辅助治疗方法，它利用色彩的心理和生理效应来改善个体的情绪和健康状态。虽然还需要更多的科学研究来验证其效果，但许多人报告说，通过有意识地接触特定色彩，他们的情绪得到了改善。

在色彩治疗中，不同的色彩被认为具有不同的治疗效果：

蓝色：被认为有助于减轻焦虑，促进放松。它可以降低血压和心率，有助于改善睡眠质量。

绿色：象征着自然和生命力，可以帮助减轻压力，促进平衡和和谐。

黄色：被视为快乐和乐观的色彩，可以改善情绪，增强自信心。

橙色：被认为能激发创造力和社交能力，对抑郁症患者特别有帮助。

紫色：常与灵性和冥想联系在一起，可以帮助深层放松和自我反思。

了解色彩对情绪的影响后，我们可以有意识地在生活环境中应用这些知识。以下是一些建议：

卧室：选择柔和、冷色调的色彩，如淡蓝或薰衣草色，有助于放松和改善睡眠。

工作空间：使用能提高注意力和生产力的色彩，如适量的黄色或绿色。

放松区：选择能促进平静和放松的色彩，如柔和的绿色或蓝色。

运动区：使用能激发能量和活力的色彩，如红色或橙色。

（三）色彩与光线：季节性情感障碍的调色盘

对于患有季节性情感障碍的人来说，色彩和光线尤为重要。在冬季漫长的黑暗时期，缺乏明亮的自然光会触发抑郁症状。光疗法结合色彩治疗会带来显著效果。

使用模拟日光的全光谱灯，特别是在早晨，可以帮助调节昼夜节律。同时，在家中或办公室引入温暖、明亮的色彩，如黄色或橙色，可以在视觉上模拟阳光的存在，有助于改善情绪。

色彩是一种强大而微妙的工具，可以帮助我们管理情绪和改善心理健康。通过了解色彩心理学，并在日常生活中有意识地应用这些知识，我们可以为自己创造一个更加和谐、平衡的情绪环境。在面对情绪障碍的挑战时，色彩可以成为一个意想不到的盟友。它不仅能改变我们所处的物理环境，还能潜移默化地影响我们的内心世界。通过精心选择和应用色彩，我们可以为自己创造一个更加积极、平和的心理空间，为康复目标铺就一条五彩斑斓的道路。

虽然色彩心理学提供了一般性的指导，但每个人对色彩的反应都是独特的。有些人会被大众认为令人兴奋的色彩所困扰，而另一些人则从通常被认为是平静的色彩中获得能量。重要的是要倾听自己内心的声音，观察不同的色彩对你的情绪的影响。你可以尝试穿着不同颜色的衣服，或者在家中使用不同的装饰色彩，然后记录你的感受。随着时间的推移，你会发现哪些色彩最能改善你的情绪，哪些色彩则需要谨慎使用。就像每个人都有独特的个性一样，每个人对色彩的反应也是独一无二的。不要害怕去实验和探索，找到那些能让你感到愉悦、平静和充满活力的色彩。让色彩成为你调节情绪的工具，为你的生活增添一抹亮色。

五、空气质量与情绪障碍：呼吸之间的心灵健康

空气，这个看不见摸不着却无处不在的元素，对我们的情绪和心理健康有着深远的影响。尤其对于那些已经存在情绪障碍的人来说，空气质量的重要性更是不容忽视。让我们深入探讨这个主题，并寻找改善之道。

（一）空气污染：隐形的情绪杀手

近年来，越来越多的研究表明，空气污染不仅危害身体健康，还会对心理健康产生显著影响。长期暴露在污染环境中会增加抑郁症和焦虑症的风险。例如，一项发表在《美国精神病学杂志》上的研究发现，空气污染程度每增加 10 微克／立方米，抑郁症发病率就会上升 2%。这一发现揭示了改善空气质量是预防和缓解情绪障碍的重要途径。

考虑到我们大约 90% 的时间都在室内度过，室内空气质量对我们的健康影响尤为重要。除了外部污染物，室内空气还可能含有甲醛、挥发性有机化合物等有害物质。这些污染物不仅会引发身体不适，还会引发疲劳、头痛、情绪波动等症状，进而加重情绪障碍。改善室内空气质量的方法包括选择低挥发性有机化合物或无挥发性有机化合物的家具和装修材料；保持室内湿度在 30%～50% 之间；抑制霉菌生长；定期开窗通风，每天至少 15～30 分钟；增加室内植物，如蛇木、绿萝等，它们能有效吸收甲醛等有害物质。这些措施不仅能净化空气，还能创造一个更有利于心理健康的环境。

（二）负离子：自然界的情绪调节剂

负离子被誉为空气中的"维生素"，它们能够中和空气中的正离子，有助于改善情绪、改善睡眠质量。自然界中，瀑布、海滩、森林等地方的负离子含量较高，这也解释了为什么我们在这些地方会感到特别放松和愉悦。

在日常生活中，我们可以通过使用负离子发生器、在室内放置喷泉或水景、多接触自然等方式来增加与负离子的接触。这些方法不仅能改善空气质量，还能直接影响我们的情绪状态。

（三）季节变化与空气质量

季节的变化不仅影响温度和光照，还会影响空气质量。例如，春季花粉增多会加重过敏症状，进而影响情绪；冬季室内供暖会导致空气干燥，影响睡眠质量。对于患有季节性情感障碍的人来说，这种影响更加明显。

针对不同季节的空气质量问题，我们可以采取相应的策略。在冬季使用加湿器可以改善干燥问题，而在春季使用空气净化器则可以减少花粉等过敏原。同时，保持对空气质量的持续关注和调节，可以帮助我们更好地应对季节性的情绪变化。

（四）呼吸练习：连接空气与情绪的桥梁

深度呼吸练习不仅能改善肺功能，还能直接影响我们的情绪状态。箱式呼吸法（Box Breathing）是一个进阶版的呼吸练习，包括四个步骤：缓慢吸气 4 秒、屏住呼吸 4 秒、缓慢呼气 4 秒、屏住呼吸 4 秒，重复以上步骤 4 ～ 5 次。

这种方法被海豹突击队队员用来在高压情况下保持冷静。对于缓解焦虑和改善情绪特别有效。

改善空气质量是一个长期的过程，需要我们持续关注和努力。通过综合运用各种策略，我们可以为自己创造一个更有利于心理健康的环境。每一次呼吸都是与环境交互的机会，也是改善情绪状态的契机。让我们共同努力，为自己和身边的人创造一个清新、健康的空气环境，为心理健康奠定坚实的基础。

在面对情绪障碍的挑战时，别忘了空气这个无形的盟友。通过持续不断地关注和改善空气质量，我们可以为自己的情绪健康创造一个更加有利的环境，为康复之路增添一份清新而持久的力量。

第三节　生活方式、行为习惯与情绪障碍

在现代社会中，情绪障碍已成为一个不容忽视的健康问题。虽然遗传因素和生理因素在情绪障碍的发展中扮演重要角色，但我们的日常生活方式和行为习惯同样对心理健康产生着深远影响。本节将探讨饮食、运动等生活方式和行为习惯与情绪障碍之间的复杂关系，并提供一些实用的改善建议。

饮食：全方位地影响你的身心

我们的饮食习惯不仅影响身体健康，还直接作用于大脑功能和情绪状态。研究表明，某些饮食模式与情绪障碍的发生率密切相关。其中，地中海饮食因其丰富的水果、蔬菜、全谷物、鱼类和橄榄油而受到广泛推崇。

多项研究发现，坚持这种饮食模式的人群抑郁症发病率明显降低。这是因为鱼类中富含的 Omega-3 脂肪酸对大脑健康至关重要，水果和蔬菜中的抗氧化物可以减少炎症，保护大脑细胞，而全谷物提供稳定的能量来源，有助于稳定情绪。

相反，高糖饮食和过度加工食品会增加情绪障碍的风险。这些食物会导致血糖快速波动，影响情绪稳定性，同时缺乏必要的营养，会增加炎症风险。此外，虽然适量饮酒能带来短期的放松效果，但长期过量饮酒会显著增加抑郁风险。

因此，调整饮食结构，增加新鲜蔬果和全谷物的摄入，减少加工食品和糖的消费，是改善情绪健康的一个重要途径。

运动：身心健康的双重保障

规律的运动不仅能改善身体健康，还是一种强有力的调节情绪的工具。运动可以增加体内"快乐激素"内啡肽的分泌，减少压力激素如皮质醇的水平，改善睡眠质量，还可以通过达成运动目标来提高自尊。这些效果共同作用，能显著改善情绪状态。

对于情绪障碍患者来说，开始并坚持运动是一个挑战。建议从小目标开始，比如每天 10 分钟的散步。选择自己喜欢的运动形式，如瑜伽、游泳或跳舞，可以增加坚持的动力。寻找运动伙伴不仅可以增加社交互动，还能互相督促。重要的是设定合理目标，逐步增加运动强度和时长，避免因期望过高而放弃。

睡眠：情绪稳定的基石

睡眠质量与情绪障碍之间存在着密切的双向关系。睡眠不足加重情绪问题，而情绪障碍也常常导致睡眠困扰。因此，改善睡眠质量对于管理情绪障碍至关重要。

保持规律的作息时间，即使在周末也尽量保持固定的睡眠时间，可以帮助调节生理节奏。创造良好的睡眠环境，如保持卧室安静、光线和温度适中，也能提高睡眠质量。在睡前一小时避免使用手机、电脑等发光设备，可以减少蓝光对睡眠的干扰。此外，尝试冥想、深呼吸或渐进性肌肉放松等技巧，可以帮助身心放松，为良好的睡眠做准备。

社交互动：心理健康的支柱

人是社会性动物，良好的社交关系对维护心理健康至关重要。然而，对于情绪障碍患者来说，保持健康的社交生活是一个挑战。重要的是要记住，在社交关系中质量重于数量。专注于培养几个友谊深厚的朋友，而不是追求大量浅层关系的朋友，更有利于情绪健康。

参与社区活动，如加入兴趣小组或志愿服务，可以增加社交机会，同时也能给生活带来意义和目标感。学习有效的沟通技巧，提高表达自己和倾听他人的能力，可以帮助自己建立更深厚的人际关系。同时，学会设定合理的社交界限，包括学会说"不"，避免过度社交带来的压力，也是维护心理健康的重要一环。

改变生活方式和行为习惯是一个渐进的过程，需要时间和耐心。但其对改善情绪障碍的潜在影响是巨大而持久的。通过调整饮食、增加运动、改善睡眠、培养社交关系和学习压力管理技巧，我们可以为自己创造一个更有利于心理健康的生活环境。

每一个普通的改变都将改变普通。每一个积极的改变，无论多小，都是朝着更健康、更快乐生活迈出的一步。在这个过程中，保持耐心和自我同情非常重要。随着时间的推移，这些小的改变会累积出显著的效果，为情绪健康奠定坚实的基础。通过全面考虑生活方式的各个方面，我们可以创造一个支持心理健康的整体环境。追求健康的生活方式不仅仅是为了应对情绪障碍，更是为了实现整体的身心健康和生活质量的提升。

一、人如其食：饮食与情绪的密切关系

中国古代有"药补不如食补"的民谚，古希腊医学之父希波克拉底也

曾说:"让食物成为你的良药。"这些古老的智慧揭示了一个基本事实:我们的身体,包括大脑,与我们摄入的食物密切相关。如果我们持续用"垃圾食品"来"建造"我们的身体,又怎能期待它在面对生活压力时保持坚固呢?

大脑虽然只占体重的2%左右,却消耗了我们身体20%的能量。它需要各种特定的营养物质来维持正常功能。如果大脑是一个精密的音乐播放器,那么各种营养素就是不同的音符。缺少了某些关键的营养素,我们的情绪"交响乐"就可能会走调。这些营养素包括但不限于:

维生素D:被称为"阳光维生素",不仅对骨骼健康重要,还在调节情绪方面扮演关键角色。维生素D水平低的人更容易患抑郁症。

B族维生素:特别是B12和叶酸,对神经系统的正常功能至关重要。缺乏B族维生素可能导致疲劳、记忆力下降,甚至抑郁和焦虑。

铁:在体内运输氧气,确保大脑获得足够的氧气供应。缺乏铁可能导致疲劳、注意力不集中和情绪低落。

镁:被称为"天然的镇静剂",在调节神经系统和缓解压力方面起重要作用。缺乏镁可能导致焦虑、失眠和抑郁等症状。

(一)不良饮食:好情绪的隐形杀手

糖:虽然能带来短暂愉悦,但长期高糖饮食可能导致情绪大起大落,增加抑郁和焦虑风险。

过度加工的食品:通常缺乏必要营养,含有大量添加剂和防腐剂,可能对大脑健康产生负面影响。

酒精:适量摄入可能带来短暂放松,但过量会干扰大脑化学平衡,影响情绪调节。

咖啡因:能提神醒脑,但过量可能加剧焦虑症状。

(二)健康的饮食:良好情绪的稳定剂

地中海饮食以丰富的水果、蔬菜、全谷物、鱼类、坚果和橄榄油为特征。研究表明，坚持这种饮食的人群抑郁症发病率明显降低。其益处可能来自：

富含 Omega-3 脂肪酸：Omega-3 脂肪酸对大脑健康至关重要，能够改善大脑信号的传递，从而可能对情绪和行为有积极影响。研究表明，Omega-3脂肪酸的摄入与较轻的抑郁症状相关。

丰富的抗氧化物：水果、蔬菜和坚果中富含的抗氧化物可以帮助减少体内的氧化应激，保护细胞免受损害。氧化应激与多种疾病的发生有关，包括抑郁症。

复合碳水化合物：全谷物中的复合碳水化合物能够缓慢释放能量，帮助维持血糖水平的稳定，从而对情绪和认知功能产生积极影响。

我们的肠道和大脑之间存在密切联系，被称为"肠－脑轴"。肠道被称为"第二大脑"，因为它含有大量神经元，能产生多种神经递质。事实上，我们体内 90% 的血清素（一种重要的情绪调节物质）是在肠道中产生的。食用富含益生菌和膳食纤维的食物可以帮助维护健康的肠道环境。

"你的餐盘决定了你的情绪"，饮食在多个层面上影响着我们的情绪和心理健康。从提供必要的营养素，到影响血糖水平，再到调节肠道菌群，我们的饮食习惯在塑造情绪体验中扮演着关键角色。改变饮食习惯是一个渐进的过程。从小的改变开始，比如增加一份蔬菜，或者用水果代替甜点。随着时间推移，这些小改变会累积出显著效果。

二、运动：身心健康的双重保障

运动不仅能塑造健康的体魄，还能显著改善心理健康和保持情绪稳定。它就像是一剂天然的抗抑郁药物，能有效缓解压力，促进情绪稳定。让我们深入探讨运动如何成为身心健康的双重保障。

（一）运动与大脑

运动能刺激大脑释放多种有益于心理健康的化学物质。例如，内啡肽是一种在运动时释放的"快乐激素"，能带来愉悦感和减轻疼痛。此外，运动还可以提高血清素水平，调节情绪；增加多巴胺分泌，带来愉悦感；提升去甲肾上腺素水平，提高警觉性和集中力。这些化学物质的协同作用，能够有效改善我们的情绪状态，缓解抑郁和焦虑症状，使我们在面对生活挑战时更加从容。

长期坚持运动不仅能改变大脑的化学环境，还能促进大脑结构的积极变化。研究表明，运动可以促进海马体增大，海马体是与记忆和学习密切相关的大脑区域。运动还可以增强前额叶皮质的活动，这个区域负责执行功能和情绪调节。此外，运动可以刺激新神经元的生成，特别是在海马体区域，并且增加大脑血流量，为大脑提供更多氧气和营养。这些结构性变化可以提高我们的认知能力，增强情绪调节能力，使我们在面对压力和挑战时更加坚韧。

（二）运动与压力管理

运动是缓解压力的有效方法。通过运动，我们可以降低皮质醇（压力激素）水平，改善睡眠质量，从而更好地管理压力。运动还可以让我们暂时远离压力源，给大脑一个"重置"的机会。此外，定期运动可以增强我们的心理韧性，使我们在面对生活中的压力和挑战时更加从容。

运动不仅能改善我们的身体状况，还能显著提升自尊心。通过设定并达成运动目标，我们可以获得成就感。随着体能的提高，我们会感到自己更加强大和有能力。同时，团队运动或健身房锻炼可以增加社交机会，提高社交自信。身体和形象的改善也能提高我们对自身的满意度。

不同类型的运动可能带来不同的心理益处。有氧运动，如跑步和游泳，有助于改善整体情绪，减少抑郁和焦虑症状；力量训练可以提高自尊心，增强自信；瑜伽有助于减少压力，提高正念水平；团队运动可以提供社交支持，增强归属感；户外运动则能通过接触大自然带来额外的心理益处。

（三）开始运动的建议

循序渐进：从小目标开始，逐步增加运动量。例如，先从每天快走 15 分钟开始，慢慢增加到跑步 5 千米。

选择喜爱的运动：选择自己喜欢的运动形式更容易坚持。可以是慢跑、健身房锻炼或瑜伽等。

制订计划：将运动安排进日程，养成习惯。比如固定每周一、三、五晚上 7 点健身。

寻找伙伴：和朋友一起运动可以增加乐趣和责任感，互相激励。

多样化：尝试不同类型的运动，避免单调。结合有氧运动和力量训练，或尝试新的运动项目。

设定合理目标：制定可实现的短期和长期目标。短期如每周运动三次，长期如参加 5 千米跑步比赛。

倾听身体：注意身体反应，避免过度训练。适当休息也是训练的一部分。

运动是一种强大而自然的改善身心健康的方式。它不仅能塑造健康的体魄，还能显著改善心理状态。通过释放有益的脑内化学物质，促进大脑结构的积极变化，有效管理压力，提升自尊心，运动成为维护身心健康的关键工具。无论是为了缓解日常压力，改善情绪状态，还是增强整体健康，将运动融入生活都是一个明智的选择。最好的运动计划是你能够长期坚持的计划。从今天开始，迈出健康的第一步，让运动成为你生活中不可或缺的一部分，享受它带来的身心双重益处。

三、睡眠：情绪稳定的基石

在我们追求身心健康的旅程中，睡眠扮演着不可或缺的角色。它不仅是身体恢复的关键，更是维持情绪稳定的基石。充足而优质的睡眠能够帮助我们以更积极、更平和的心态面对每一天的挑战。

（一）睡眠与情绪调节

睡眠与情绪之间存在着密切的联系。当我们睡眠不足时，大脑中负责情绪调节的区域会变得过度活跃，导致我们更容易感到焦虑、烦躁或沮丧。相反，良好的睡眠能够帮助我们保持情绪的平衡，增强应对压力的能力。

研究表明，睡眠不足会导致杏仁核（大脑中负责处理情绪的区域）活动增加，而前额叶皮质（负责理性思考和决策的区域）活动减弱。这种失衡会使我们更容易产生负面情绪，并且难以理性地处理问题。

（二）睡眠对记忆和学习的影响

充足的睡眠不仅能稳定情绪，还能增强我们的认知能力。在睡眠过程中，大脑会对白天学习和经历的信息进行整理和巩固。这个过程对于长期记忆的形成至关重要。

对我们来说，深度睡眠阶段尤其重要，它能帮助我们巩固事实性记忆。而快速眼动睡眠（REM）则有助于处理情感记忆和创造性思维。因此，保证充足的睡眠时间和质量，能够显著提高我们的学习效率和创造力。

（三）睡眠不足的危害

长期睡眠不足会对我们的身心健康造成严重影响。除了容易引发情绪问题外，还会导致免疫功能下降，使我们更容易生病、注意力和集中力下降、工作效率降低、判断力和决策能力受损。更严重的是，睡眠不足还会增加患心血管疾病、糖尿病等慢性病的风险，并影响新陈代谢，还会导致体重增加。

（四）改善睡眠质量的建议

在追求优质睡眠的道路上，我们可以采取多种方法来优化我们的睡眠体验。这些建议不仅能帮助我们更快入睡，还能提高睡眠质量，让我们在醒来时感到更加精力充沛。

培养规律的作息至关重要。我们的身体有自己的生物钟，称为昼夜节律。通过在固定时间入睡和起床，包括周末，我们可以有效地调节这一内在节奏。想象一下，你的身体是一台精密的机器，需要定期维护和调整。通过保持一致的睡眠时间表，你就像是在为这台机器进行日常保养，使其运转更加顺畅。

打造一个理想的睡眠环境同样重要。我们的卧室应该成为一个宁静的避风港，远离日常生活的喧嚣。保持房间安静、光线和温度适中，就像是为自己创造了一个私人的睡眠圣殿。选择舒适的床垫和枕头，就如同为自己准备了一个温暖的怀抱，让身体得到充分的支撑和放松。

培养睡前放松习惯可以帮助我们逐渐进入睡眠状态。想象你正在为一场重要的演出做准备，睡前的放松就是你的热身环节。你可以尝试冥想，让思绪如同静静流淌的小溪；可以进行深呼吸，仿佛在吸入宁静，呼出烦忧；还可以做些轻柔的拉伸，如同舒展身体的每一块肌肉，为睡眠做好准备。

控制睡前电子设备的使用。在这个数字化的时代，控制电子设备的使用对于提高睡眠质量尤为重要。睡前一小时，将手机、平板等电子设备视为"禁区"。这些设备发出的蓝光会干扰我们体内褪黑素的分泌，就像是在我们的生物钟上安装了一个不合时宜的闹铃。你可以选择阅读一本纸质书，或者听些轻柔的音乐，让自己慢慢沉浸在宁静的氛围中。

饮食习惯对睡眠质量的影响不容忽视。睡前避免摄入咖啡因、酒精或大量食物，就像是在为你的身体创造一个平静的内部环境。咖啡因会让你的神经系统保持兴奋，就像是在身体里安装了一个永不疲倦的电池；而酒精虽然可能帮助你更快入睡，但会影响睡眠的深度和质量，就像是用糖衣包裹的安眠药，表面甜美但影响深远。

适度的运动是改善睡眠的有力武器。规律的运动就像是为你的身体充电，但要注意时间的把控。避免在睡前 3～4 小时内进行剧烈运动，因为这可能会让你的身体处于高度警觉状态，就像是在睡前喝了一大杯浓缩咖啡。

相反，选择在白天或傍晚早些时候运动，能让身体有足够的时间冷却下来，为夜晚的休息做好准备。

有效的压力管理技巧可以帮助我们缓解入睡前的焦虑。学习正念练习或写日记，就像是为你的大脑安装了一个"减压阀"。通过这些方法，你可以将白天积累的压力和焦虑慢慢释放，让思绪变得平静，为一夜好眠铺平道路。

睡眠是我们身心健康的基石，尤其对于情绪的稳定起着至关重要的作用。通过重视睡眠，我们不仅能够提高生活质量，还能增强应对日常挑战的能力。让我们珍惜每一晚的睡眠，将其视为对自己最好的投资。良好的睡眠习惯能够带来更加平和、积极的人生态度，让我们以更好的状态迎接每一天的到来。

四、社交互动：心理健康的支柱

人类是群居动物，我们的祖先为了生存，形成了紧密的社会联系。这种社交需求深深地刻在我们的基因里，就像呼吸一样自然。想象一下，如果把你放在一个无人岛上，即使有充足的食物和水，你也会感到孤独和焦虑。这就是为什么社交互动对我们的心理健康如此重要的原因。

（一）孤独不是一个人待着，而是无人理解

想象一下，你站在人群中央，却如同置身于一个透明的玻璃罩内，外面的欢声笑语与你无关，你的喜怒哀乐无人问津。你的心事、你的梦想、你的恐惧，都像是被锁在了一个无人知晓的宝箱里，钥匙早已遗失在茫茫人海。

孤独，是一种深刻的隔阂，是你与世界之间的一道隐形的墙。它不是因为你选择了独处，而是因为你感受到了一种无法逾越的距离，一种即使面对面也无法触及的深渊。你的灵魂在呼唤，却只能在空旷的回声中找到自己的影子。

孤独不是一个人待着，而是无人理解。孤独不是物理上的隔离，而是心理上的距离。社交互动的质量远比数量重要。一个人可能每天与数十人交谈，却感到无人理解；另一个人可能只有一两个知心好友，却感到心满意足。关键在于建立真正的联系，而不是表面的交际。

（二）社交互动如何影响我们的大脑

科学研究表明，良好的社交互动可以刺激我们大脑中的奖励中心，释放多巴胺、血清素等"快乐激素"。这就解释了为什么我们在与亲密的朋友聊天时会感到愉悦。更有趣的是，研究发现，当我们与他人进行积极的社交互动时，我们的大脑会分泌催产素，这种激素被称为"拥抱激素"，能够增强信任感和亲密感。想象一下，每次你与朋友畅聊，你的大脑就像在举办一场小型化学派对。这不仅让你感觉良好，还能增强你的免疫系统，降低患心血管疾病的风险。所以，下次当你觉得"懒得出门"时，记住：社交不仅仅是娱乐，更是一剂强效的心理健康良药。

（三）社交恐惧：当社交成为噩梦

然而，对一些人来说，社交并不是一件轻松的事。社交恐惧症患者会对社交场合感到极度恐慌。我曾经遇到一位患者，他形容参加派对就像是"赤身裸体地站在舞台上"。这种恐惧可能源于童年的负面经历，或者是大脑中杏仁核（负责处理恐惧反应的区域）过度活跃的结果。

如果你也有类似的感受，别担心，你并不孤单。据统计，约有13%的人在某个阶段会经历社交恐惧。重要的是要认识到，这是一种可以克服的心理状态。通过认知行为疗法和渐进式暴露训练，许多人已经成功地战胜了社交恐惧。

（四）数字时代的社交：双刃剑

在这个智能手机无处不在的时代，我们似乎比以往任何时候都更容易"连接"。但是，这种连接真的能满足我们的社交需求吗？有趣的是，研究显示，过度使用社交媒体反而会增加孤独感和抑郁风险。这就像是在快餐店里狂吃汉堡，却永远无法获得真正的营养满足。真实的面对面交流，哪怕只是简单的问候，都比在网上获得 100 个"赞"更能满足我们的社交需求。

但这并不意味着我们要完全抛弃数字社交。关键是要找到平衡。使用社交媒体来维持联系，但不要让它取代真实的互动。下次，与其给朋友发消息，不如直接打个电话或约出来喝杯咖啡。

（五）社交质量重于数量：提高社交质量

倾听的艺术

真正的倾听不仅仅是听到对方说的话，而是理解他们的感受和想法。下次与人交谈时，试着把注意力完全集中在对方身上，不要急于表达自己的观点。你会惊讶地发现，这样做不仅能让对方感到被重视，还能大大增进你们之间的关系。

表达感激

经常表达感激之情不仅能让他人感到愉悦，还能增强你们之间的关系。这不需要经历什么大事，哪怕是感谢朋友为你倒了一杯水，都能产生积极的影响。

分享脆弱

虽然这听起来有点反直觉，但适度地分享自己脆弱的一面能够拉近人与人之间的距离。当你向他人展示真实的自己时，会创造出一种互相信任和理解的氛围。

培养共同兴趣

与他人分享共同的爱好或兴趣是建立深厚友谊的绝佳方式。加入读书俱乐部、运动队或任何你感兴趣的社团，你会发现与志同道合的人相处是多么愉快。

定期联系

在这个繁忙的世界里，我们常常忽视了与朋友保持联系的重要性。设置提醒，定期给老朋友打个电话或发条消息。这种持续的联系能够维持和加深你们的友谊。

（六）社交互动与情绪调节

良好的社交关系不仅能让我们感到快乐，还能帮助我们更好地调节情绪。当我们遇到压力或挫折时，向朋友倾诉能够帮助我们获得新的视角，减轻负面情绪的影响。心理学家苏珊·平克在她的研究中发现，有强大社交支持网络的人在面对生活压力时，表现出更强的韧性。这就像是情绪的"安全网"，当我们摔倒时，能够及时把我们托起。

社交互动是一门终身的学问。随着年龄的增长，我们的社交需求和方式也在不断变化。重要的是要保持开放和好奇的心态，不断学习和调整自己的社交方式。每个人都是独特的个体，有自己的社交需求和舒适区。找到适合自己的社交方式，既不过分勉强自己，也不完全封闭自己，这是保持心理健康的关键。其实，在这个看似孤独的世界里，我们从未真正孤单。通过有意识地培养和维护社交关系，我们可以为自己的心理健康筑起一道坚实的防线。让我们一起通过富有意义的社交互动，开启更健康、更快乐的人生旅程。

第四节　灾难性事件与情绪障碍

生活中总有一些事件，让我们感到世界仿佛在我们脚下崩塌。这些事件，我们称之为"灾难性事件"。但究竟什么是灾难性事件？它们是如何影响我们的情绪健康的？让我们一起揭开这个神秘的面纱。

灾难性事件是指那些突发的、严重的、超出个人日常应对能力的事件。这些事件可能威胁到个人的生命安全，或者严重影响个人的心理健康和社会功能。它们就像是生活中的"地震"，能够在短时间内彻底改变一个人的生活轨迹。想象一下，你正在平静的海面上航行，突然间，一个巨大的海浪袭来，将你的小船掀翻。这就是灾难性事件在我们生活中的写照——突如其来，破坏性强，让我们措手不及。

一、灾难性事件的特征

突发性：灾难性事件往往来得突然，让人猝不及防。就像你正在海滩上享受阳光，突然一阵狂风暴雨袭来。

强烈性：这类事件通常具有强烈的情感冲击力。它们可能让人感到极度恐惧、无助或惊恐。

破坏性：灾难性事件会对个人的生活造成严重破坏，包括身体、心理和社会功能方面。

超出常规：这些事件往往超出了个人平常的应对能力和经验范围。

持续影响：即使事件本身已经结束，其影响可能会持续很长时间。

二、灾难性事件的分类

灾难性事件可以分为多种类型，每种类型都会对我们的心理健康产生不同的影响。常见的灾难性事件如下：

自然灾害：自然灾害是最常见的灾难性事件之一，包括地震、洪水、飓风、海啸等。这些事件往往影响范围广，会造成大规模的破坏。想象一下，你正在熟睡，突然被一阵剧烈的摇晃惊醒。地震来了！在那一刻，你可能会感到极度的恐惧和无助。这种突如其来的自然力量，往往会给人留下深刻的心理创伤。

人为灾难：人为灾难包括战争、恐怖袭击、重大事故等。这些事件往往由人类活动引起，会带来更复杂的心理影响。例如，在一次重大交通事故中，幸存者不仅要面对身体创伤，还要应对可能的"幸存者内疚"。"为什么是他们遇难，而不是我？"这种想法会长期困扰幸存者。

　　个人创伤事件：个人创伤事件虽然不像自然灾害或人为灾难那样大规模，但对个人的影响同样深远。这类事件包括严重疾病诊断、亲人突然离世、遭遇暴力犯罪等。想象一下，你刚刚收到医生的诊断结果，发现自己患有严重疾病。这个消息会让你的世界瞬间天翻地覆。你会经历否认、愤怒、恐惧等一系列复杂情绪。

　　长期压力事件：有些灾难性事件不是突发的，而是长期累积的结果。例如，长期的家庭暴力、持续的工作场所霸凌、长期照顾重病亲人等。这些事件就像慢性毒药，虽然单次剂量不致命，但长期积累的影响同样严重。我们可以想象一下，一个每天都要面对工作场所霸凌的人，他们会逐渐失去自信，产生严重的焦虑或抑郁症状。

　　值得注意的是，灾难性事件具有很强的主观性。什么样的事件被视为"灾难性"，往往因人而异，也就是所谓的"一千个人眼中有一千个哈姆雷特"。对于一个人来说是灾难性的事件，对另一个人可能只是一个小挫折。例如，对于一个热爱工作的人来说，突然失业是一个灾难性事件。但对于一个一直想辞职创业的人来说，这是一个机会。这种主观能动性提醒我们，在评估和应对灾难性事件时，需要考虑个体差异和个人经历。

三、灾难性事件的影响

　　灾难性事件会引发一系列强烈的情绪反应，包括恐惧、焦虑、愤怒、悲伤、内疚等。这些情绪会反复波动，就像坐在情绪的过山车上。想象一下地震幸存者的心理状态。他们会在庆幸自己幸存的同时，为失去家园或亲人而悲伤。他们会对未来感到焦虑，对自然力量感到恐惧。这种复杂的情绪状态会持续很长时间，会让受难者产生情绪障碍，这些情绪障碍包括：

　　创伤后应激障碍：这是与灾难性事件最直接相关的情绪障碍之一，可以比作是心灵的"余震"。遭遇严重创伤后，一些人会反复经历事件的闪回，出现噩梦、过度警觉、情绪麻木等症状。就像地震过后的余震，这些症状会在事件发生很久之后仍然困扰着个人。

抑郁症：灾难性事件会导致严重的损失和生活变故，并引发抑郁症。失去亲人、家园或工作会让人感到深深的悲伤和绝望。假如一个人在灾难中失去了一切，他可能会感到生活失去了意义，陷入持续低落情绪的"黑洞"

焦虑障碍：经历灾难性事件后，一些人会发展出各种焦虑障碍。他们会对类似的情况产生强烈的恐惧，或者对生活中的各种可能性感到过度担忧。例如，经历过自然灾害的人会对天气变化异常敏感，这种持续的不安全感会让他对普通的雷雨天气都会产生强烈的焦虑反应。

四、不同人群应对灾难性事件的策略

在我们的人生旅程中，总有些时刻会让我们措手不及。就像一场突如其来的暴风雨，灾难性事件会在瞬间改变我们的生活轨迹。然而，正如不同的树木在风暴中表现各异，人类社会中的不同群体在面对灾难时，其脆弱性和应对能力也存在显著差异。让我们一起探索这个复杂而又引人入胜的话题，看看儿童、女性、中壮年和老年人在灾难面前是如何"折翼"或"展翅"的。

（一）儿童：脆弱的"花骨朵"

想象一下，一场地震突然袭来，你正在熟睡的孩子被惊醒，眼中充满恐惧和困惑。对于这些人生旅途上的"新手玩家"来说，灾难性事件会带来特别深远的影响。儿童更容易受伤的原因与以下因素有关：

认知能力有限：儿童的大脑还在发展中，他们难以理解发生了什么，更不用说处理复杂的情绪了。

依赖性强：孩子们在很大程度上依赖成年人来获得安全感和理解世界。

正在形成世界观：灾难会严重影响儿童对世界的基本认知和信任感。

可能出现的情绪障碍：

分离焦虑障碍：害怕与父母分开，即使只是短暂的分离。

选择性缄默：在特定社交场合（如学校）不愿意说话。

回归行为：如尿床、吮吸拇指等婴儿期行为重现。

案例分析：7 岁的小白在一次严重的地震中失去了他的家。地震后，他开始出现噩梦、尿床，并且在学校变得异常安静。这些都是创伤后应激障碍的典型症状。小白的案例告诉我们，儿童虽然不能完全理解发生了什么，但他们的情绪反应可能比成人更加强烈和持久。

对于儿童的应激情绪障碍，我们应该充分考虑到每个孩子都是独特的个体，需要个性化的关怀和支持。帮助他们保持日常生活的规律性，提供安全感，也可以通过绘画、玩耍等方式鼓励他们的情感表达。额外的关爱和陪伴也是必要的，让陪伴成为孩子的"情感氧气"。

（二）女性：承受双重压力的"坚强玫瑰"

在许多文化中，女性往往承担着照顾家庭的主要责任，这使得她们在面对灾难性事件时承受着更大的压力。为什么女性更易受影响？原因如下：

多重角色压力：女性常常需要同时扮演照顾者、职业人和家庭支柱的角色。

生理因素：激素变化影响情绪稳定性。

社会期待：社会对女性的"坚强"和"照顾他人"的期待导致其忽视自身需求。

可能出现的情绪障碍：

创伤后应激障碍：反复回想创伤事件。

抑郁症：长期情绪低落，失去生活乐趣。

焦虑障碍：过度担心未来和家人安全。

案例分析：35 岁的李女士在一次严重车祸中失去了丈夫。作为两个孩子的母亲，她不得不一边处理自己的悲伤，一边照顾孩子和维持家庭运转。她开始出现失眠、易怒、注意力不集中等症状，这些都可能是创伤后应激障碍的表现。李女士的案例展示了女性在面对灾难性事件时承受的多重压力。

对于女性的应激情绪障碍，我们应该让女性清楚寻求帮助并不是软弱，而是勇气的表现。家人和社会也应该为女性的情绪健康提供一个"支持之网"。家人应该提供一些实际的支持，如帮着照顾孩子等。在面对自己无法调节的情绪障碍时，及时寻求专业心理帮助，不要把"坚强"当作负担。让有类似经历的女性建立支持小组，互相支持也是重要的帮助方法。此外，倡导社会对女性角色的理解和支持对于女性走出困境也是重要的环境支持。

（三）中壮年：在风暴中挣扎的"主心骨"

中年男性经常是家里的经济支柱，面对社会环境和工作的压力，经常有整个世界都压在肩上的感觉。对于处于人生黄金期的中壮年群体来说，灾难性事件会带来特别沉重的打击。这种打击的来源通常是多方面的：

责任重大：通常需要同时照顾老人和孩子，承担家庭主要经济责任。

社会期待高：被认为应该是最能应对危机的群体。

自我认同危机：灾难威胁到已建立的事业和身份认同。

可能出现的情绪障碍：

重度抑郁障碍：感到绝望和无助，出现自杀倾向。

广泛性焦虑障碍：持续担心家庭、工作和未来。

适应障碍：难以适应灾后的新环境和角色变化。

案例分析：43 岁的李先生是一家公司的中层管理者，在一次经济危机中失去了工作。作为家庭的主要经济来源，他开始出现严重的失眠、食欲不振、自我价值感低下等症状。这些都是重度抑郁障碍的典型表现。这个案例揭示了中壮年群体在面对身份和角色转变时遇到的心理困境。

面对中年的应激情绪障碍，我们首先应该明白即使是最坚强的橡树，也需要适当的养分和照顾才能在风暴中屹立不倒。面对具体问题应该提供具体的帮助，如对于中年失业的人群，提供职业咨询和再就业培训，帮助其重建职业信心。同时，家是爱的港湾，要知道作为家里的一员，你不是强大到只是付出的角色，也是被爱的家人，寻求家庭支持，分担压力，对于走出情绪困境是非常必要的。建立相似经历人群的互助小组，分享经验和资源也是走出现实困境的行之有效的方法。当我们的情绪障碍严重到无法自我调节时，寻求专业机构和相关心理健康专业人士的帮助也是重要的方法。

（四）老年人：经验丰富却也脆弱的"老树"

老年人虽然拥有丰富的人生经验，但在面对灾难性事件时，也特别脆弱。面对很多突然的变故，一样是人生第一次，在关注妇女儿童弱势群体健康的同时，也不要忽视了老年人的心理和情绪健康。老年人随着孩子的成长和强大，在逐渐变小、变弱，成为需要重点关怀的对象。原因如下：

身体机能下降：适应能力和恢复能力减弱。

社会支持网络缩小：已经失去许多亲朋好友。

心理承受能力有限：已经经历过多次人生变故。

可能出现的情绪障碍：

抑郁症：失去生活希望和动力。

广泛性焦虑障碍：对未来过度担忧。

适应障碍：难以适应灾后的新环境。

案例分析：一位75岁的奶奶在洪水中失去了她居住了半辈子的房子。搬到临时安置点后，她开始出现失眠、食欲不振等问题，并且经常感到焦虑和悲伤。更令人担忧的是，她开始混淆过去和现在，有时甚至认不出家人。这些症状可能指向抑郁症，甚至是早期痴呆（指慢性获得性进行性智能障碍综合征）。这个案例提醒我们，对于老年人来说，失去熟悉的环境会带来严重的心理和认知影响。

面对老年人的情绪障碍，我们要认识到每一位老年人都是一本活着的历史书，我们不仅要给予他们帮助，还要学会倾听他们的智慧。在提供帮助时，要充分尊重老年人的自主性，让他们参与决策。帮助他们重建日常生活习惯，提供熟悉感，提供社交机会，防止孤立。同时也要考虑老年人的特殊需求，如慢性病管理、听力视力援助等，为他们提供"心灵拐杖"。如有需要，应及时寻求专业的心理健康和医疗服务。

灾难性事件无疑是生活中的巨大挑战，它们会给我们的情绪健康带来严重的影响。然而，了解这些事件的本质、可能带来的影响，以及影响我们反应的因素，可以帮助我们更好地应对这些挑战。许多因素会影响个人对灾难性事件的反应和恢复，包括：

提高个人应对灾难性事件的韧性：有些人似乎天生就具有较强的心理韧性，能够更好地应对逆境。这种韧性可能来自个人的性格特质，也可能是通过生活经历培养而成的。

提供社会支持：为情绪障碍提供"安全网"。拥有强大的社会支持网络的人往往能够更好地应对灾难性事件。家人、朋友、社区的支持可以提供情感慰藉和实际帮助，帮助个人渡过难关。

采取综合的应对策略：为情绪障碍提供健康修复的"工具箱"。个人采用综合的应对策略，如积极解决问题的态度、寻求家人和社会的帮助、保持希望等策略，有助于更好地渡过难关。

先前经历的叠加效应：为情绪障碍的发生提供生活"预演"。人类对困难的接受和调节能力是可以锻炼和培养的。经历过大波折的人在面对生活中的日常琐事时会更加得心应手和从容。这种"预演"效果也因人而异。多数人因为成功度过先前的困难而变得更加坚强，而有些人会因为先前的创伤经历而变得更加脆弱。

经历灾难性事件并不意味着我们注定会陷入情绪障碍的泥沼。通过培养个人韧性、寻求社会支持、学习有效的应对策略，我们可以在风暴中找到力量，甚至在逆境中实现个人成长。正如一位智者所说："生活不是等待暴风雨过去，而是学会在雨中跳舞。"让我们一起学习如何在生活的风暴中寻找彩虹，在挑战中发现机遇，在苦难中得到成长。

第四章　情绪障碍的自我管理

第一节　知识教育

情绪障碍管理是一个复杂且多层面的过程，涉及多种策略和技巧。以下是一些基本原则，这些原则可以帮助你更有效地管理情绪障碍。

接受和理解情绪

情绪本身并没有对错之分。接受自己的情绪，不对其进行评判，是情绪管理的第一步。理解情绪是对外界刺激的自然反应，可以帮助我们更好地应对生活中的各种挑战。

情绪就像天气一样，不可预测且多变。有时候是晴天，有时候则是阴雨连绵。接受情绪的变化，就像接受天气的变化一样，是一种智慧。我们无法控制天气，但可以选择带伞或穿上雨衣。同样，我们无法完全控制情绪，但可以选择如何应对和管理它们。

情绪的源头在哪里

了解情绪的来源和影响因素，有助于我们识别触发情绪的具体事件或情况。通过对情绪的理解，我们可以更清晰地认识到情绪对我们的行为和决策的影响。

情绪的来源是多方面的，既有外部环境的影响，也有内部心理的反应。

比如，一次突如其来的批评会引发愤怒，而一段美好的回忆则会带来快乐。理解情绪的源头，有助于我们更好地应对和管理情绪。试着问自己："我为什么会有这种感觉？"这种自我提问可以帮助我们更深入地了解情绪的根源。

找到健康的情绪表达方式

找到适当的方式表达情绪是情绪管理的重要环节。压抑或忽视情绪会导致情绪积累，从而引发更严重的情绪问题。通过与他人交流、写日记或进行艺术创作等方式，可以有效地表达和释放情绪。

表达情绪就像是一门艺术，需要技巧和方法。每个人都有自己独特的表达方式。有些人喜欢通过写作来表达情绪，有些人则喜欢通过运动或艺术创作来释放情绪。找到适合自己的情绪表达方式，可以帮助我们更好地管理情绪。试着每天写下自己的情绪日记，或者尝试参加一些放松的艺术活动，如绘画或音乐。

沟通中的"我"语句

学会使用"我"语句（如"我感到……因为……"）来表达自己的感受，而不是指责或攻击他人。这种沟通方式有助于减少误解和冲突，促进更健康的人际关系。在沟通中使用"我"语句，可以让对方更容易理解我们的感受，而不会感到被攻击。例如，与其说"你总是让我生气"，不如说"我感到生气，因为我觉得我的意见没有被重视"。这种沟通方式可以减少误解和冲突，促进更健康的人际关系。

发展积极的应对策略

面对情绪障碍时，发展积极的应对策略至关重要。这些策略包括寻求社会支持、进行体育锻炼、从事有趣的活动等。积极的应对策略可以帮助我们更好地应对压力和挑战，提升心理韧性。比如，寻求社会支持可以让我们感到不再孤单，进行体育锻炼可以释放压力，从事有趣的活动可以提升我们的幸福感。试着每天做一些让自己开心的事情，比如散步、读书或与朋友聚会。这些积极的应对策略可以让我们的人生更加精彩。

解决问题的魔法

学会解决问题的技巧，可以帮助我们在面对困境时找到有效的解决方案。通过分析问题、制订计划和采取行动，我们可以更好地控制情绪反应。

解决问题就像是一种魔法，可以让我们从困境中解脱出来。首先，我们需要明确问题是什么，然后分析问题的原因，最后制订计划并采取行动。比如，如果我们感到压力很大，可以试着找到压力的来源，并制订相应的策略。通过解决问题，我们可以更好地控制情绪，提升我们的生活质量。

自我照顾和健康生活方式

自我照顾是情绪管理的重要组成部分。通过关注自己的身体、心理和情感需求，我们可以更好地应对生活中的压力。定期进行放松活动、保持健康的饮食和充足的睡眠，都是有效的自我照顾方式。

试着每天抽出一段时间来照顾自己，比如泡个热水澡、读一本好书或者冥想。这些小小的自我照顾行为，可以让我们感到更加放松和愉悦。

健康生活，从小事做起

健康的生活方式对情绪管理有着积极的影响。规律的作息、均衡的饮食、适度的运动和良好的社交关系，都是保持心理健康的重要因素。试着每天早睡早起，吃一些健康的食物，进行适度的运动，并保持良好的社交关系。这些健康的生活习惯，可以帮助我们更好地管理情绪，提升我们的生活质量。

持续学习和自我提升

情绪管理是一个持续学习的过程。通过不断学习新的知识和技能，我们可以更好地应对情绪障碍。阅读相关书籍、参加培训课程或咨询专业人士，都是提升情绪管理能力的有效途径。试着每天学习一些新的知识，比如阅读一本心理学书籍，参加一个情绪管理的课程，或者咨询一位专业的心理医生。这些学习行为，可以让我们变得更加强大，更好地应对生活中的各种挑战。

反思，让我们更清晰

定期进行自我反思，有助于我们了解自己的情绪模式和应对策略。通过反思，我们可以识别需要改进的地方，并制订相应的行动计划。

自我反思是情绪管理的重要组成部分。通过定期进行自我反思，我们可以了解自己的情绪模式和应对策略。试着每天花一些时间来反思自己的情绪，比如写一篇反思日记或者冥想，通过这些反思，我们可以更清晰地了解自己，更好地管理情绪。

一、常见的情绪调节理论和模型

情绪调节是指个体在面对不同情境时，调整和管理自身情绪的过程。理解常见的情绪调节理论和模型，有助于我们更好地掌握情绪管理的技巧和方法。以下是一些重要的情绪调节理论和模型。

（一）情绪调节过程模型

由心理学家詹姆斯·格罗斯（James Gross）提出的情绪调节过程模型，是一个广泛应用的理论框架。该模型将情绪调节分为五个阶段，每个阶段都有不同的调节策略。

第一阶段，情境选择。个体通过选择进入或避免某些情境来调节情绪。举例来说，如果你知道某个社交场合会让你感到极度焦虑，你可以选择不参加该活动，从而避免焦虑的产生。

第二阶段，情境修正。个体通过改变情境中的某些元素来调节情绪。比如，在一场紧张的会议中，如果你感到有压力，可以选择坐在一个更舒适的位置，或者在会议开始前与同事进行轻松地交谈，以缓解紧张情绪。

第三阶段，注意分配。个体通过调整注意力的焦点来调节情绪。例如，当你感到焦虑时，可以通过专注于一项愉快的活动，如阅读一本有趣的书或进行一次轻松的散步，来转移注意力，从而缓解焦虑。

第四阶段，认知改变。个体通过改变对情境的认知和评价来调节情绪。比如，当你在工作中遇到挫折时，可以尝试将其视为一次学习和成长的机会，而不是彻底失败，从而减轻负面情绪的影响。

第五阶段，反应调节。个体通过直接调节情绪反应来管理情绪。例如，当你感到愤怒时，可以通过深呼吸来平复情绪，或者通过运动来释放积累的压力，从而达到调节情绪的目的。

情绪调节过程模型提供了一个系统的框架，能帮助我们理解和管理情绪。试着在日常生活中应用这个模型，比如在面对压力时，选择一个能让自己放松的环境，或者通过积极的认知改变来重新看待问题。这些策略可以帮助我们更好地应对各种情绪挑战。例如，在面对工作压力时，可以尝试以下步骤：

情境选择：选择一个相对安静和舒适的工作环境，避免过多的干扰。

情境修正：在工作中安排一些休息时间，进行放松活动，如喝杯茶或听音乐。

注意分配：当感到有压力时，暂时转移注意力到其他愉快的事情上，如浏览有趣的网页或与同事聊天。

认知改变：重新评价工作中的困难，视其为提升自己能力的机会，而不是不可逾越的障碍。

反应调节：通过深呼吸、冥想或运动来缓解压力，保持情绪稳定。

（二）情绪调节策略分类

情绪调节策略可以分为不同的类型，每种类型都有其特点和适用情境。以下是常见的情绪调节策略分类：

基于认知的策略

1. 认知重评（Cognitive Reappraisal）：通过改变对情境的认知和评价来调节情绪。例如，当你在工作中遇到困难时，可以尝试将其视为一次学习和成长的机会，而不是彻底失败，从而减轻负面情绪的影响。

2. 自我对话（Self-Talk）：通过积极的自我对话来调节情绪。例如，当你感到紧张时，可以对自己说"我能做到，我有能力应对这个挑战"，从而增强自信心，减轻紧张情绪。

基于行为的策略

1. 行为激活（Behavioral Activation）：通过从事积极的活动来调节情绪。例如，当你感到沮丧时，可以进行一些喜欢的活动，如散步、看电影或与朋友聚会，从而改善情绪。

2. 放松技巧（Relaxation Techniques）：通过放松技巧来调节情绪。例如，当你感到压力时，可以进行深呼吸、冥想或渐进性肌肉放松练习，从而减轻压力，改善情绪。

基于生理的策略

1. 运动（Exercise）：通过运动来调节情绪。运动可以释放内啡肽，改善情绪，减轻压力和焦虑。例如，当你感到压力时，可以进行一些运动，如跑步、游泳或瑜伽等。

2. 睡眠（Sleep）：通过保证充足的睡眠来调节情绪。良好的睡眠有助于情绪的稳定和恢复。例如，当你感到情绪不稳定时，首先要确保自己有足够的睡眠。

不同的情绪调节策略适用于不同的情境和个体。试着在日常生活中尝试不同的策略，找到最适合自己的方法。例如，在感到压力时，可以尝试运动或放松技巧；在面对挫折时，可以尝试认知重评或积极的自我对话。这些策略可以帮助我们更好地管理情绪，提升心理健康。

（三）情绪调节的双因素模型

情绪调节的双因素模型强调了两种主要的情绪调节过程：自动化调节和有意识调节。

自动化调节：自动化调节是指个体在不需要有意识努力的情况下，自动发生的情绪调节过程。这种调节过程通常是快速且无意识的。例如，当我们看到一只可爱的猫时，自然而然地感到愉悦。

有意识调节：有意识调节是指个体在需要有意识努力的情况下进行的情绪调节过程。这种调节过程通常是缓慢且需要付出努力的。例如，在面对紧张的考试时，通过深呼吸来缓解焦虑。

自动化调节和有意识调节在情绪管理中都起着重要的作用。自动化调节可以帮助我们快速应对情境，而有意识调节则可以帮助我们在复杂或困难的情境中进行有效的情绪管理。试着在日常生活中找到这两种调节方式的平衡，比如在面对突发事件时，依靠自动化调节来快速反应；在面对长期压力时，依靠有意识调节来进行深度管理。

（四）心理弹性模型

心理弹性是指个体在面对压力和逆境时，具有能够有效应对和恢复的能力。心理弹性模型强调了情绪调节在提升心理弹性中的重要作用。

积极情绪是心理弹性的一个关键因素。积极情绪可以帮助个体在面对压力时保持乐观和积极的态度。比如，通过培养感恩、乐观和幽默感，可以提升心理弹性。

社会支持是提升心理弹性的另一个关键因素。例如，通过与家人、朋友和同事建立良好的关系，可以提升心理弹性，从而更好地应对压力和逆境。

有效的问题解决能力可以帮助个体在面对压力和逆境时找到解决方案。例如，通过学习和实践问题解决技巧，可以提升心理弹性，从而更好地应对压力和逆境。

自我效能感是指个体对自己能够成功应对挑战的信心。例如，通过设定合理的目标和取得小的成功，可以提升自我效能感，从而更好地应对压力和逆境。

心理弹性是情绪管理的重要组成部分。通过培养积极情绪、建立社会支持、提升解决问题的能力和增强自我效能感，可以提升心理弹性，更好地应对生活中的各种挑战。试着在日常生活中培养这些关键因素，比如每天写下三件让自己感到感恩的事情、与朋友保持联系、学习新的技能或设定小目标等。

（五）情绪调节的生物反馈模型

生物反馈是一种通过监测和反馈生理指标来调节情绪的方法。生物反馈模型强调了生理和情绪之间的互动关系。

心率变异性训练：通过监测心率变异性（HRV），个体可以学习如何通过呼吸和放松技巧来调节心率，从而调节情绪。

皮肤电反应训练：通过监测皮肤电反应（SCR），个体可以学习如何通过放松技巧来降低皮肤电反应，从而减轻焦虑和压力，提升情绪稳定性。

脑电波训练：通过监测脑电波（EEG），个体可以学习如何通过冥想和放松技巧来调节脑电波活动，从而提升情绪稳定性。

生物反馈是一种科学且有效的情绪调节方法。通过监测和反馈生理指标，个体可以学习如何通过呼吸、放松和冥想技巧来调节情绪。试着在日常生活中应用生物反馈技术，比如使用心率监测器来进行心率变异性训练，或者使用皮肤电反应监测器来进行放松训练。这些技术可以帮助我们更好地了解和管理情绪，提升心理健康。

二、情绪和应对策略的关系

情绪在个体的心理和社会生活中扮演着不可或缺的角色，其基本功能主要体现在信号、动机和社会三个方面。情绪作为内部状态的信号，能够帮助个体识别和理解自己的心理状态。例如，愤怒可能是对不公正行为的反应，悲伤可能源于失去重要事物。通过情绪信号，个体能够更好地理解自身的需求和状态。

此外，情绪能够激发个体的行为动机。恐惧能促使个体采取逃避危险的行动，快乐则能鼓励个体追求更多的积极体验。情绪动机有助于个体在复杂环境中做出适应性反应。情绪在社会互动中同样具有重要功能。通过情绪表达，个体能够与他人建立联系，传达自己的感受和需求。例如，微笑可以传递友好和接纳，哭泣可以引发他人的同情和支持。

（一）应对策略的类型

应对策略是指个体在面对压力或困境时所采取的行为和心理反应。根据不同的分类标准，应对策略可以分为多种类型。

问题导向型应对策略主要集中在解决问题本身。例如，当面对工作压力时，个体可能会采取制订计划、寻求帮助等措施来解决问题。问题导向型应对策略通常被认为是积极有效的，因为它们直接针对问题的根源。

情绪导向型应对策略主要集中在调节情绪反应。例如，当感到焦虑时，个体可能会采取放松练习、冥想等措施来缓解。情绪导向型应对策略可以帮助个体在短期内减轻情绪困扰，但如果过度依赖，可能会忽视问题的解决。

回避型应对策略则表现为逃避或否认问题。例如，当面对人际冲突时，个体会选择回避冲突、不予理睬等。回避型应对策略在短期内能够减轻压力，但长期来看，往往会导致问题的积累和恶化。

（二）情绪和应对策略的互动关系

情绪和应对策略之间存在复杂的互动关系。情绪不仅影响应对策略的选择，应对策略的效果也反过来影响情绪的调节。例如，当个体感到愤怒时，更倾向于采取攻击性或对抗性的应对策略；而当个体感到悲伤时，则更倾向于寻求社会支持或情感表达。

应对策略的效果直接影响到情绪的调节效果。积极的应对策略（如问题导向型应对）通常能够有效减轻情绪困扰，提高心理健康水平；而消极的应对策略（如回避型应对）则会导致情绪问题的加剧和心理健康的恶化。

（三）选择和应用有效的应对策略

选择和应用有效的应对策略是情绪自我管理的重要环节。

问题导向型应对策略

制订计划：明确问题的具体情况，制订详细的解决计划，并逐步实施。

寻求帮助：向他人寻求帮助和建议，借助他人的力量解决问题。

时间管理：合理安排时间，提高工作效率，减轻时间压力。

情绪导向型应对策略

放松练习：通过深呼吸、冥想、瑜伽等放松练习，缓解紧张情绪。

情感表达：通过写日记、绘画等方式表达情感，释放内心压力。

积极自我对话：通过积极的自我对话，改变负面思维模式，提高自我肯定感。

回避型应对策略的调整

面对问题：勇敢面对问题，避免逃避和否认，积极寻找解决办法。

接受现实：接受现实中的不可控因素，学会在不完美的情况下寻找平衡。

寻求支持：在面对困境时，及时寻求家人、朋友或专业人士的支持和帮助。

情绪如同个体内心的"信号灯"，红灯亮起时，提醒我们需要停下来，审视当前的心理状态。通过理解情绪的信号功能，个体能够更好地识别内心需求，并采取适当的应对策略。每个人都需要一个应对策略的"工具箱"，里面装满了各种应对策略的工具。当个体面对不同的情绪困扰时，可以从工具箱中选择合适的工具，帮助自己更好地应对和管理情绪。

情绪和应对策略之间的关系如同一条"双向街"，它们相互影响、相互作用。通过选择合适的应对策略，个体能够有效调节情绪；而通过理解情绪的变化，个体也能够更好地选择应对策略。选择和应用有效的应对策略是情绪自我管理的"黄金法则"。通过积极的问题导向型应对策略和情绪导向型应对策略，个体能够提高情绪调节的效果，减轻情绪困扰，提升心理健康水平。

三、情绪障碍自我管理的益处和重要性

情绪自我管理是维护心理健康、提高生活质量的重要手段。通过情绪自我管理，个体可以提高情绪调节能力，增强心理弹性，预防和缓解情绪障碍，提高生活质量。通过不断学习和实践，我们可以从"情绪奴隶"逐步成长为"情绪主人"，掌控自己的情绪和生活，实现个人成长和发展。

（一）情绪障碍自我管理的益处

增强自我效能感：自我效能感是指个体对自己能够有效应对和解决问题的信心。通过情绪自我管理，个体能够增强自我效能感，提高对生活和工作的掌控感。例如，通过设定可实现的目标并逐步实现，个体可以增强自我效能感，增加对未来的信心。

改善人际关系：情绪自我管理有助于改善人际关系。通过情绪调节和行为控制，个体能够更好地处理人际冲突，建立和维护良好的人际关系。例如，通过积极地沟通和情感表达，个体可以减少误解和冲突，增强与他人的联系和支持。

促进个人成长：情绪自我管理不仅有助于情绪调节和心理健康，还能够促进个人成长。通过自我反思和自我提升，个体可以不断发展自己的潜力，实现个人目标和理想。例如，通过学习和实践新的应对策略，个体可以不断提高自己的应对能力和适应能力，促进个人成长和发展。

（二）情绪障碍自我管理的重要性

情绪自我管理不仅是情绪障碍治疗的重要组成部分，更是个体维护心理健康、提高生活质量的关键手段。

提高情绪调节能力：情绪自我管理是提高情绪调节能力的有效途径。通过情绪自我管理，个体能够识别和理解自己的情绪变化，采取适当的应对策略，避免情绪失控。例如，通过日记记录情绪变化，个体可以更好地了解自己的情绪触发因素，并在情绪波动时及时采取应对措施。

增强心理弹性：心理弹性是指个体在面对压力和困境时，能够迅速恢复和适应的能力。情绪自我管理能够帮助个体培养心理弹性，提高面对挑战时的应对能力。例如，通过积极的自我对话和正念练习，个体可以增强自我肯定感，减少对失败和挫折的负面反应。

预防和缓解情绪障碍：情绪自我管理在预防和缓解情绪障碍方面具有重要作用。通过情绪自我管理，个体能够及时识别和应对情绪问题，避免情绪障碍的进一步恶化。例如，通过规律的运动和健康的生活方式，个体可以减轻焦虑和抑郁症状，提高整体心理健康水平。

提高生活质量：情绪自我管理不仅有助于情绪调节和心理健康，还能够提高个体的整体生活质量。通过情绪自我管理，个体能够更好地平衡工作、家庭和个人生活，减少压力和冲突，提高生活满意度。例如，通过时间管理和优先级排序，个体可以更有效地安排时间，避免因忙碌而忽略个人需求和休息。

第二节　情绪的自我监测

一、情绪自我监测的重要性

情绪觉察力是指我们对自身情绪状态的敏感程度。高情绪觉察力使我们能够迅速识别情绪变化，并采取适当的应对措施。通过情绪自我监测，我们可以培养这种能力，及时察觉到情绪的微妙变化，从而避免情绪积累到失控的地步。情绪觉察力的提高意味着我们可以更早地识别出情绪变化的信号，例如轻微的焦虑、不安或愤怒。这种早期识别可以让我们在情绪蔓延之前采取措施，从而避免情绪失控带来的负面影响。

（一）预防情绪失控

情绪失控往往是因为我们没有及时察觉到情绪的积累和变化。通过自我监测，我们可以在情绪积累到失控之前及时发现并进行调节，避免情绪爆发对自己和他人造成伤害。

情绪自我监测帮助我们识别情绪触发点和高风险时刻。例如，我们可能会发现自己在特定环境或特定时间段内情绪波动较大。识别这些模式后，我们可以提前采取预防措施，如调整环境、改变日程安排或使用情绪调节技巧，来防止情绪失控。

（二）改善人际关系

情绪自我监测不仅有助于我们管理自己的情绪，还可以改善我们的人际关系。当我们能够更好地理解和调节自己的情绪时，我们与他人的互动也会更加和谐。这不仅有助于减少冲突，还能增进彼此的理解和信任。

通过情绪自我监测，我们可以更加理性地处理人际关系中的冲突和分歧。我们能够更清楚地了解自己的情绪反应，从而避免情绪化的决策和行为。同时，我们也能够更好地理解他人的情绪状态，采取更加包容和理解的态度，促进和谐的人际关系。

（三）提高工作效率

情绪对我们的工作效率有着直接的影响。通过情绪自我监测，我们可以识别出哪些情绪会影响我们的工作表现，并采取措施进行调节，从而提高工作效率。

情绪自我监测可以帮助我们识别工作中的情绪障碍，例如焦虑、压力和疲劳。这些情绪障碍会严重影响我们的工作效率和决策能力。通过识别这些情绪障碍并采取相应的调节措施，如休息、调整任务优先级或寻求支持，我们可以显著提高工作效率和工作质量。

（四）增强心理健康

情绪自我监测有助于我们更好地理解和管理自己的情绪，从而增强心理健康。通过识别和调节情绪，我们可以减少焦虑、抑郁等负面情绪的产生，提升整体心理健康水平。

心理健康与情绪管理密切相关。通过情绪自我监测，我们可以更好地识别和应对负面情绪，防止其对心理健康造成长期负面影响。我们可以采用积极的情绪调节策略，如正念冥想、深呼吸和积极思维，来增强心理韧性和情绪稳定性，从而提升整体心理健康水平。

情绪自我监测不仅有助于我们提高情绪觉察力，预防情绪失控，还可以改善人际关系，提高工作效率，增强心理健康。通过自我监测，我们可以更好地理解和管理自己的情绪，从而实现更好的自我控制，获得更高的生活质量。情绪自我监测是一种持续的练习，需要我们日复一日地关注和记录自己的情绪状态，逐渐提升对情绪变化的敏感度和应对能力。希望通过本节的介绍，大家能够认识到情绪自我监测的重要性，并在日常生活中积极实践，从而提升生活质量。

二、如何具体进行情绪的自我监测

情绪自我监测是一个系统化的过程，通过持续关注和记录自己的情绪状态，我们可以更好地理解情绪变化的模式和触发因素。以下是具体步骤。

（一）合理利用情绪监测方法和工具

情绪日记和情绪量表是记录和追踪情绪变化的有效工具。每天花几分钟时间记录自己的情绪状态，包括情绪类型、强度和持续时间。

情绪日记：记录和追踪情绪变化的基本工具。通过定期记录自己的情绪状态和相关事件，我们可以识别情绪模式和触发点。

情绪量表：一种标准化的工具，用于评估和量化情绪状态。常见的情绪量表包括：贝克抑郁量表（BDI）、态－特质焦虑问卷（STAI）、绪平衡量表（PANAS）。

情绪追踪应用：现代科技提供的便捷工具，帮助我们记录和分析情绪变化。比如 Moodnotes，可以帮助用户记录情绪状态，并提供认知行为疗法相关的建议。

（二）识别情绪触发点

识别引发情绪变化的具体事件或情境。通过情绪日记，我们可以发现哪些事件或情境容易引发特定的情绪反应。

事件描述：详细描述引发情绪的事件或情境，包括时间、地点、人物和具体发生的事情。

情绪反应：记录事件发生时的情绪反应，描述情绪的类型和强度。

（三）分析情绪模式

定期回顾情绪日记，分析情绪变化的模式和规律。寻找情绪波动的规律和趋势，识别高风险时刻和触发点。

情绪趋势：观察情绪变化的趋势，识别情绪波动的高峰和低谷。可以使用图表或折线图来可视化情绪变化。

触发点分析：分析引发情绪变化的常见触发点，了解其背后的原因。可以使用表格或列表来总结和分类触发点。

（四）制定情绪管理策略

根据情绪分析结果，制定具体的情绪管理策略。采取积极的情绪调节措施，预防和应对情绪波动。

预防措施：识别高风险时刻，提前采取预防措施，如调整环境、改变日程安排、避免触发点等。

应对策略：学习和应用情绪调节技巧，如深呼吸、正念冥想、积极思维、运动、音乐疗法等。

（五）定期回顾和反思

定期回顾和反思情绪记录，分析情绪变化的趋势和规律。通过反思，我们可以更好地理解情绪变化的原因，制定有效的情绪管理策略。

每周回顾：每周回顾一次情绪日记，分析情绪变化的趋势和触发点。可以使用周总结表格，记录本周的主要情绪和触发事件。

每月总结：每月总结一次情绪变化的规律，识别长期的情绪模式和高风险时刻。可以使用月总结图表，展示情绪变化的总体趋势。

反思与调整：根据回顾和总结结果，反思情绪管理策略的有效性，进行必要的调整和改进。可以通过写反思笔记，记录自己的思考和改进计划。

情绪自我监测是一个持续的过程，通过记录和追踪情绪变化，我们可以更好地理解和管理自己的情绪。情绪日记、情绪追踪应用和定期回顾是有效的工具和方法，它们能够帮助我们识别情绪触发点，分析情绪模式，制定情绪管理策略。希望通过本节的介绍，大家能够掌握情绪自我监测的方法，并在日常生活中积极实践，从而提升情绪管理能力和生活质量。

三、如何使用情绪日记进行自我监测

（一）情绪日记

你可以选择纸质日记本或电子日记应用来记录情绪。纸质日记本适合喜欢手写记录的人，而电子日记应用则适合喜欢使用手机或电脑记录的人。建议每天至少记录一次情绪状态，最好在一天结束时进行总结。如果情绪波动较大，也可以在情绪变化时即时记录。内容包括描述你感受到的具体情绪。可以使用情绪词汇表帮助识别和描述情绪。常见的情绪类型包括快乐、悲伤、愤怒、焦虑、兴奋等。

示例：

今天感到非常快乐，因为完成了一项重要任务。

感到有些焦虑，因为明天有一个重要的会议。

用一个量表（如 1 到 10）来评估情绪的强度。1 表示情绪轻微，10 表示情绪非常强烈。

示例：

快乐：8/10

焦虑：6/10

记录情绪持续的时间长度，可以用分钟、小时或一天中的时段来表示。

示例：

快乐：从下午 3 点到晚上 8 点

焦虑：从早上 9 点到中午 12 点

详细描述引发情绪的事件或情境，包括时间、地点、人物和具体发生的事情。

示例：

今天下午 3 点，我在办公室完成了一项重要任务，感到非常快乐。

今天早上 9 点，我在准备明天的会议时感到有些焦虑。

记录情绪引发的身体反应，如心跳加速、出汗、胃痛等。这可以帮助你更好地理解情绪对身体的影响。

示例：

快乐：感觉全身轻松，满面笑容。

焦虑：心跳加速，胃有些不适。

每天或每周回顾你的情绪日记，分析情绪变化的模式和触发点。通过反思，可以找到情绪波动的规律，并制定相应的情绪管理策略。

示例：

发现每次完成任务后都会感到快乐，可以多设定小目标来增加成就感。

发现每次准备重要会议时都会感到焦虑，可以提前做更充分的准备来减轻焦虑。

（二）情绪日记模板

下面是一个简单的情绪日记模板，你可以根据需要进行调整：

日期：_____

情绪类型：

情绪 1：_____

情绪 2：_____

情绪强度（1-10）：

情绪 1：____/10

情绪 2：____/10

情绪持续时间：

情绪 1：_____

情绪 2：_____

触发事件：

情绪 1：_____

情绪 2：_____

身体反应：

情绪 1：_____

情绪 2：_____

反思与总结：

今天的情绪变化规律：_____

可以采取的情绪管理策略：_____

情绪日记是一个强大的工具，通过系统地记录和分析情绪状态和相关事件，可以帮助我们更好地理解和管理情绪。选择适合自己的记录工具，确定记录频率，详细记录情绪类型、强度、持续时间、触发事件和身体反应，并定期进行反思和总结，可以有效提升情绪管理能力和生活质量。

（三）情绪模式的分类及判断

判断情绪模式

判断情绪模式是一个系统性和循序渐进的过程，包含多个步骤。以下是具体的分析步骤和方法：

收集整理数据

要分析情绪模式，首先需要系统地收集和整理情绪数据。如情绪日记或者结合其他的应用程序记录和跟踪情绪。

收集数据后，需要将数据整理成易于分析的形式。

将情绪记录整理成表格，按日期和时间排列，方便查看和分析。例如：

日期	时间	触发事件	情绪类型	强度（1-10）	持续时间	身体反应
2024-07-01	10：00	工作任务紧急	焦虑	8	2小时	心跳加速、出汗
2024-07-01	18：00	朋友聚会	快乐	7	3小时	微笑、放松

图表：使用图表（如折线图、柱状图等）直观地展示情绪变化和规律。例如，可以绘制情绪强度随时间变化的折线图，观察情绪波动的规律。图表可以帮助你更直观地看到情绪的变化趋势和模式。

情绪地图：绘制情绪地图，将不同情绪状态标记在地图上，帮助识别情绪变化的空间分布。例如，可以在家、工作场所、社交场合等不同地点标记情绪状态，观察哪些地点容易引发特定情绪。情绪地图可以帮助你了解情绪变化与环境之间的关系。

（四）寻找情绪变化的规律

整理数据后，下一步是寻找情绪变化的规律。以下是一些具体的方法：

时间规律：观察情绪变化是否存在时间上的规律。例如，是否在特定时间段（如早上、晚上）情绪波动较大。你可以绘制情绪强度随时间变化的图表，找出情绪波动的高峰和低谷。

环境规律：观察情绪变化是否与特定环境有关。例如，是否在特定地点（如工作场所、家中）情绪波动较大。你可以使用情绪地图，将不同环境下的情绪状态标记出来，找出情绪变化的空间分布规律。

事件规律：观察情绪变化是否与特定事件有关。例如，是否在面对某些类型的任务或事件（如工作任务、社交活动）时情绪波动较大。你可以将情绪记录与具体事件联系起来，找出引发情绪的常见事件类型。

（五）总结情绪模式

根据前面的分析结果，总结出自己的情绪模式。以下是一些具体的方法：

模式描述：用简短的语言描述情绪模式。例如，"在高压力的工作环境中容易感到焦虑""在社交场合中容易感到不安"。模式描述可以帮助你清晰地了解情绪变化的规律和特点。

模式分类：将情绪模式分类，找出不同情境下的情绪模式。例如，可以将情绪模式分为工作情境、社交情境、家庭情境等不同类别。模式分类可以帮助你系统地整理和分析情绪模式。

模式图示：绘制情绪模式图示，将不同情境下的情绪模式直观地展示出来。例如，可以绘制情绪模式的流程图，展示情绪变化的过程和触发点。模式图示可以帮助你更直观地了解情绪变化的规律和特点。

分析情绪模式是一个系统性和循序渐进的过程。通过收集数据、整理数据、寻找规律、分析触发点和总结情绪模式，个体可以更好地了解自己的情绪反应和行为习惯，从而制定有效的情绪管理策略。希望通过以上的方法和详细说明，能帮助我们更好地分析和理解自己的情绪模式，提升情绪管理能力。

第三节　压力的正面作用与应对策略

一、压力的正面作用

在现代社会中，压力常常被视为负面的存在，仿佛它是我们幸福生活的头号敌人。然而，适度的压力实际上可以对我们的情绪产生许多正面的影响。让我们深入探讨压力对情绪的种种正面作用，揭开它那不为人知的另一面。

当我们面对压力时，身体会自动进入一种"战斗或逃跑"的状态。肾上腺素的分泌增加，使我们感到更加警觉和充满能量。这种生理反应在一定程度上可以激发我们的动力，使我们更加专注和高效地完成任务。适度的压力能够帮助我们设定和实现目标。无论是学业上的考试临近，还是工作中的项目紧迫感，这种压力驱动的动力让我们不断向前，取得一个又一个成就。

面对压力，我们需要不断调整和适应。这种适应过程实际上是个人成长的重要组成部分。每一次成功应对压力的经历，都会增强我们的适应能力，使我们在面对未来的挑战时更加从容不迫。正如肌肉需要通过锻炼才能变得强壮，我们的心理抗压能力也需要通过压力的"锻炼"来增强。适度的压力可以帮助我们逐渐提高抗压能力，变得更加坚韧和自信。

当我们成功应对压力并完成任务时，会产生强烈的成就感和满足感。这种积极情绪不仅有助于提升自我认同感，还能激发我们对未来挑战的信心。研究表明，适度的压力可以增加我们的幸福感，这是因为在压力下完成任务后，我们的大脑会释放多巴胺，这种被称为"快乐激素"的化学物质能够增强我们的幸福感和愉悦感。面对压力时，我们往往会寻求他人的支持和帮助，这种社交支持不仅可以缓解压力，还能增强我们与他人之间的情感联系，改善人际关系。适度的压力可以帮助我们明确生活目标，并为之努力奋斗。当我们在压力下实现目标时，会感到生活更加充实和有意义，从而提高了生活满意度。

压力驱动的个人成长和成就感，可以帮助我们实现自我价值。通过不断应对和克服压力，我们会逐渐发现自己的潜力和能力，感受到自我实现的快乐。适度的压力可以提高我们的健康意识。面对压力时，我们会更加关注自己的身体和心理健康，采取积极健康的生活方式，如运动、健康饮食和充足睡眠。在压力的推动下，我们会更加主动地采取积极行为，如制订计划、时间管理和寻求支持。这些积极行为不仅有助于缓解压力，还能提升我们的整体生活质量。适度的压力可以激发我们的创造力和想象力。在面对压力时，我们的大脑会更加活跃，思维更加敏捷，从而产生更多的创新想法和解决方案，许多伟大的发明和创意，都是在压力下产生的，这种压力激发了创造力，最终取得了成功。

压力并非总是负面的，适度的压力可以对我们的情绪产生许多正面的影响。它可以激发我们的动力，促进个人成长，产生积极情绪，改善人际关系，提高生活满意度，并促进健康的生活方式。通过正确认识和管理压力，我们可以将其转化为生活中的"隐形推手"，帮助我们实现个人和职业的双重成功。

二、正面利用压力的策略

压力是现代生活中不可避免的一部分。然而，通过正确的方法和策略，我们可以将压力转化为积极的动力，推动个人成长和成功。在这里，我们将详细探讨一些有效的策略，帮助你正面利用压力，拥有更高的生活质量和工作效率。

（一）改变思维方式：压力的认知重构

首先，我们需要改变对压力的看法。研究表明，压力本身并不完全是负面的，关键在于我们如何认知和应对它。认知重构是一种心理学技术，旨在帮助我们重新评估压力事件，找到其中的积极因素。

接受压力的存在：接受压力的存在是第一步。我们需要认识到，压力是生活的一部分，是我们成长和进步的催化剂。通过接受压力，我们可以减少对它的恐惧和抵触，更加平静地面对挑战。

重新定义压力事件：重新定义压力事件，寻找其中的积极意义。例如，将工作中的紧迫任务视为提升技能和展示能力的机会，而不是沉重的负担。通过这种方式，我们可以将压力转化为动力，激发我们的潜能。

（二）制订明确的目标和计划

明确的目标和计划可以帮助我们更好地应对压力。目标提供了方向，而计划则是实现目标的具体步骤。

设定 SMART 目标：SMART 目标是指具体（Specific）、可测量（Measurable）、可实现（Achievable）、相关（Relevant）和有时限（Time-bound）的目标。设定 SMART 目标可以帮助我们清晰地知道自己需要做什么，从而减少因不确定性带来的压力。

制订详细的行动计划：在设定目标之后，制订详细的行动计划是关键。将大目标分解为小步骤，每一步都有明确的时间节点和具体任务。这不仅可以减少任务的复杂性，还能让我们在每完成一步时获得成就感，进一步激励自己。

（三）时间管理：优先事项和效率提升

科学的时间管理是有效应对压力的重要策略。通过合理安排时间，我们可以提高工作效率，减少因时间紧迫导致的压力。

制定每日任务清单：制定每日任务清单，列出当天需要完成的所有任务，并按照重要性和紧急程度进行排序。优先处理重要且紧急的任务，合理分配时间，避免拖延和积压。

使用时间管理工具：利用时间管理工具，如日历、任务管理软件和番茄工作法等，可以帮助我们更好地规划和跟踪任务进度。这些工具不仅可以提高我们的工作效率，还能帮助我们更好地掌控时间，减少因时间管理不当带来的压力。

压力是生活中不可避免的一部分，但通过正确的方法和策略，我们可以将压力转化为积极的动力，推动个人成长和成功。本节详细探讨了改变思维方式、制订明确的目标和计划、时间管理、发展健康生活方式、建立支持系统、培养积极心态、持续学习与成长以及寻求专业帮助等策略。希望这些策略能够帮助你更好地应对压力，拥有更高的生活质量和工作效率。

第四节：暴露疗法

暴露疗法（Exposure Therapy）是一种以认知行为理论为基础的心理治疗方法，广泛应用于治疗各种焦虑障碍、创伤后应激障碍、强迫症（OCD）等心理问题。其核心理念是通过逐步、反复地暴露于引发焦虑或恐惧的情境或刺激中，帮助个体习惯和适应这些情境，从而减少焦虑和恐惧反应。本节将详细阐述暴露疗法的理论基础、核心技术、应用步骤以及其在不同情境下的应用，帮助读者全面理解和掌握这一有效的心理治疗方法。

一、理论基础

（一）经典条件反射理论

暴露疗法的理论基础之一是经典条件反射理论，由伊万·巴甫洛夫

（Ivan Pavlov）提出。经典条件反射理论认为，个体的恐惧和焦虑反应是通过条件反射形成的。例如，一个人在经历某个创伤事件后，可能会对与该事件相关的情境产生强烈的恐惧反应。暴露疗法通过反复暴露于这些情境，帮助个体逐步消除条件反射，从而减少恐惧和焦虑反应。

（二）习得性恐惧理论

习得性恐惧理论由约翰·沃森（John B. Watson）和罗莎莉·雷纳（Rosalie Rayner）提出，认为恐惧反应是通过学习获得的。例如，一个人在童年时期被狗咬伤，可能会在成年后对狗产生强烈的恐惧反应。暴露疗法通过反复暴露于恐惧刺激，帮助个体逐步适应和习惯这些刺激，从而减少恐惧反应。

（三）情绪加工理论

情绪加工理论由埃德娜·福阿（Edna Foa）和迈克尔·科兹克（Michael Kozak）提出，认为个体在面对恐惧刺激时，需要通过情绪加工来处理和整合这些体验。暴露疗法通过帮助个体反复面对和处理恐惧刺激，促进情绪加工，从而减少恐惧和焦虑反应。

二、核心技术

（一）系统脱敏

系统脱敏是一种逐步暴露技术，通过将个体逐步暴露于引发恐惧或焦虑的情境，从而帮助其逐步适应和习惯这些情境。系统脱敏通常包括以下几个步骤：

放松训练：在暴露前，个体需要进行放松训练，如深呼吸、渐进性肌肉放松等，以降低其焦虑水平。

建立恐惧等级：个体和治疗师共同建立一个恐惧等级，从最不恐惧的情境到最恐惧的情境。

逐步暴露：从最低恐惧等级开始，逐步暴露于这些情境，同时进行放松训练，帮助个体逐步适应和习惯这些情境。

（二）想象暴露

想象暴露是一种通过想象来进行暴露的技术，特别适用于那些无法实际暴露的情境（如创伤事件）。个体在治疗师的指导下，通过详细回忆和描述恐惧情境，逐步习惯和适应这些情境，从而减少恐惧和焦虑反应。

指导想象：治疗师引导个体详细回忆和描述恐惧情境，帮助其逐步面对和处理这些情境。

情绪处理：个体在想象暴露过程中，逐步处理和整合这些情绪体验，减少恐惧和焦虑反应。

反复练习：通过反复进行想象暴露，个体逐步适应和习惯这些情境，从而减少恐惧和焦虑反应。

（三）现场暴露

现场暴露（In Vivo Exposure）是一种直接暴露技术，通过将个体直接暴露于实际的恐惧情境，从而帮助其逐步适应和习惯这些情境。现场暴露通常包括以下几个步骤：

选择情境：治疗师和个体共同选择一个实际的恐惧情境。

逐步暴露：从最低恐惧等级开始，逐步暴露于这些情境，同时进行放松训练，帮助个体逐步适应和习惯这些情境。

反复练习：通过反复进行现场暴露，个体逐步适应和习惯这些情境，从而减少恐惧和焦虑反应。

三、应用步骤

（一）评估和动机访谈

在暴露疗法的应用中，首先需要对个体进行全面评估，以了解其恐惧和焦虑的具体情境、强度和影响。评估的目的是确定个体的主要问题和治疗目标。动机访谈则是通过共情和支持，增强个体的暴露动机。

评估和动机访谈是暴露疗法的基础步骤，通过这一步，个体可以更清楚地了解自己的问题和需求，为后续的治疗奠定基础。评估通常包括以下几个方面：

情绪评估：通过问卷和访谈，评估个体的恐惧和焦虑情绪。

行为评估：了解个体的回避行为和应对策略。

环境评估：评估个体的生活环境和社会支持系统，了解其对暴露治疗的影响。

（二）制订暴露计划

根据评估结果，治疗师和个体共同制订一个逐步暴露计划。暴露计划需要具体、可行，并且逐步增加暴露情境的难度和强度。

暴露计划的目标是通过逐步增加暴露情境的难度，帮助个体逐步适应和习惯这些情境，减少恐惧和焦虑反应。制订暴露计划通常包括以下几个步骤：

划分恐惧等级：根据评估结果，划分一个恐惧等级，从最不恐惧的情境到最恐惧的情境。

选择暴露情境：根据恐惧等级，选择适合的暴露情境。

逐步暴露：从最低恐惧等级开始，逐步暴露于这些情境，同时进行放松训练，帮助个体逐步适应和习惯这些情境。

（三）实施暴露

在实施暴露计划的过程中，个体需要逐步、反复地暴露于恐惧情境，从而帮助其逐步适应和习惯这些情境，减少恐惧和焦虑反应。

实施暴露的关键是逐步和反复，通过反复暴露于恐惧情境之中，个体可以逐步适应和习惯这些情境，从而减少恐惧和焦虑反应。实施暴露通常包括以下几个步骤：

逐步暴露：从最低恐惧等级开始，逐步暴露于这些情境，同时进行放松训练，帮助个体逐步适应和习惯这些情境。

反复练习：通过反复进行暴露，个体逐步适应和习惯这些情境，从而减少恐惧和焦虑反应。

情绪处理：在暴露过程中，个体需要逐步处理和整合这些情绪体验，减少恐惧和焦虑反应。

（四）评估和调整

在实施暴露计划的过程中，治疗师需要定期评估个体的进展和效果，根据评估结果，调整暴露计划，确保暴露治疗的有效性。评估和调整是暴露疗法的重要步骤，通过定期评估个体的进展和效果，治疗师可以及时调整暴露计划，确保暴露治疗的有效性。评估和调整通常包括以下几个步骤：

定期评估：通过问卷和访谈，定期评估个体的恐惧和焦虑情绪。

调整计划：根据评估结果，调整暴露计划，确保暴露治疗的有效性。

持续支持：在暴露治疗过程中，治疗师需要持续提供支持和指导，帮助个体克服恐惧和焦虑。

四、暴露疗法在不同情境下的应用

（一）应用于焦虑症

暴露疗法在焦虑症治疗中具有显著效果。通过逐步暴露于引发焦虑的情境，个体可以逐步适应和习惯这些情境，从而减少焦虑反应。

（二）应用于创伤后应激障碍

暴露疗法在创伤后应激障碍治疗中也具有显著效果。通过逐步暴露于创伤记忆和情境，个体可以逐步适应和习惯这些记忆，从而减少创伤反应。

（三）应用于强迫症

暴露疗法在强迫症治疗中也具有显著效果。通过逐步暴露于引发强迫行为的情境，个体可以逐步适应和习惯这些情境，从而减少强迫行为。

暴露疗法作为一种有效的心理治疗方法，通过逐步、反复地暴露于引发恐惧或焦虑的情境或刺激中，帮助个体习惯和适应这些情境，从而减少恐惧和焦虑反应。通过详细的理论基础、核心技术、应用步骤和不同情境下的应用，本节全面阐述了暴露疗法的应用和效果。希望读者能够通过这一节，深入理解暴露疗法，并在实际生活中应用这一方法，提升心理健康和生活幸福感。

第五节　自我强化和奖励系统

自我强化和奖励系统是一种通过自我激励和奖励来促进积极行为和习惯的心理技术。通过设定目标、监控进展、给予自己奖励，个体可以增强自我效能感，提升行为改变的持久性。本节将详细阐述自我强化和奖励系统的理论基础、核心技术、应用步骤以及其在不同情境下的应用，帮助读者全面理解和掌握这一有效的自我管理方法。

一、理论基础

（一）操作条件反射理论

自我强化和奖励系统的理论基础之一是操作条件反射理论，由斯金纳（B.F.Skinner）提出。操作条件反射理论认为，行为的频率和强度可以通过奖励和惩罚来调节。通过给予奖励，个体的积极行为将得到强化，从而增加其发生的频率和强度。

（二）自我效能理论

自我效能理论由阿尔伯特·班杜拉（Albert Bandura）提出。这个理论认为个体对自身能力的信念（即自我效能感）对其行为和动机有重要影响。通过设定目标并给予自己奖励，个体可以增强自我效能感，从而更有动力去追求和实现目标。

（三）自我决定理论

自我决定理论由爱德华·德西（Edward Deci）和理查德·瑞安（Richard Ryan）提出，强调个体的自主性、胜任感和关系感是内在动机的核心因素。通过自我强化和奖励，个体可以增强对自身行为的控制感，提升内在动机，从而促进行为改变。

二、核心技术

（一）目标设定

目标设定是自我强化和奖励系统的关键步骤。通过设定具体、可行和具有挑战性的目标，个体可以明确行为方向，增强动机和自我效能感。目标设定通常包括以下几个方面：

具体性：目标需要具体明确，避免模糊和笼统。

可行性：目标需要现实可行，避免过高或过低。

挑战性：目标需要具有一定的挑战性，激发个体的潜力和动机。

（二）监控进展

监控进展是自我强化和奖励系统的重要环节。通过定期记录和评估自己的行为和进展，个体可以了解自己的努力和成就，及时调整目标和策略。监控进展通常包括以下几个方面：

记录行为：通过日记、表格或应用程序，记录自己的行为和进展。

评估效果：定期评估自己的进展和效果，了解目标的实现情况。

调整策略：根据评估结果，及时调整目标和策略，确保行为改变的持续性。

（三）自我奖励

自我奖励是自我强化和奖励系统的核心技术。通过给予自己奖励，个体可以增强积极行为的动机和持久性。自我奖励通常包括以下几个方面：

设定奖励：根据目标和行为，设定具体的奖励内容。

给予奖励：在实现目标或完成任务后，及时给予自己奖励，增强行为的动机和效能感。

调整奖励：根据进展和效果，及时调整奖励内容，确保奖励的有效性。

三、应用步骤

（一）评估和动机访谈

在自我强化和奖励系统的应用中，首先需要对个体进行全面评估，以了解其行为和动机的具体情况。评估的目的是确定个体的主要问题和目标。动机访谈则是通过共情和支持，增强个体的自我强化动机。

评估和动机访谈是自我强化和奖励系统的基础步骤，通过这一步，个体可以更清楚地了解自己的问题和需求，为后续的自我管理奠定基础。评估通常包括以下几个方面：

行为评估：通过问卷和访谈，评估个体的行为和习惯。

动机评估：了解个体的动机和目标，评估其对自我强化的意愿和信心。

环境评估：评估个体的生活环境和社会支持系统，了解其对自我强化的影响。

（二）设定目标和奖励机制

根据评估结果，个体需要设定具体、可行和具有挑战性的目标，并确定相应的奖励内容。目标和奖励需要具体明确，易于实施和评估。目标设定的目标是通过设定具体、可行和具有挑战性的目标，帮助个体明确行为方向，增强动机和自我效能感。设定目标和奖励机制通常包括以下几个步骤：

设定具体目标：根据评估结果，设定具体、可行和具有挑战性的目标。

确定奖励内容：根据目标和行为，确定具体的奖励内容，确保奖励的吸引力和有效性。

制订计划：制订详细的行动计划，明确目标和奖励的实施步骤和时间节点。

（三）实施和监控

在实施自我强化和奖励系统的过程中，个体需要逐步、持续地执行目标和奖励计划，并定期监控自己的进展和效果。实施和监控的关键是逐步和持续，通过逐步执行目标和奖励计划，个体可以逐步增强自我效能感，提升行为改变的持久性。实施和监控通常包括以下几个步骤：

逐步实施：根据行动计划，逐步执行目标和奖励计划，确保行为的持续性和稳定性。

定期监控：通过日记、表格或应用程序，定期记录和评估自己的行为和进展，了解目标的实现情况。

及时调整：根据监控结果，及时调整目标和奖励计划，确保行为改变的持续性和有效性。

（四）评估和调整

评估和调整是自我强化和奖励系统的重要步骤，通过定期评估个体的进展和效果，个体可以及时调整目标和奖励计划，确保自我强化的有效性。评估和调整通常包括以下几个步骤：

定期评估：通过问卷和访谈，定期评估自己的行为和进展，了解目标的实现情况。

调整目标和奖励：根据评估结果，及时调整目标和奖励计划，确保自我强化的有效性。

持续支持：在自我强化过程中，个体需要持续提供支持和指导，帮助自己克服困难和挑战。

四、自我强化和奖励系统在不同情境下的应用

（一）应用于健康行为改变

自我强化和奖励系统在健康行为改变中具有显著效果。通过设定健康目标（如减肥、戒烟、运动等）并给予自己奖励，个体可以增强动机和自我效能感，促进健康行为的持续改变。

（二）应用于学习和工作

自我强化和奖励系统在学习和工作中也具有显著效果。通过设定学习和工作目标（如完成项目、提高成绩、学习新技能等）并给予自己奖励，个体可以增强动机和自我效能感，提升学习和工作的效率和效果。

（三）应用于心理健康

自我强化和奖励系统在心理健康领域也具有显著效果。通过设定心理健康目标（如减少焦虑、提升自信、改善情绪等）并给予自己奖励，个体可以增强动机和自我效能感，提升心理健康水平。

自我强化和奖励系统作为一种有效的自我管理方法，通过设定目标、监控进展、给予自己奖励，个体可以增强自我效能感，提升行为改变的持久性。通过详细的理论基础、核心技术、应用步骤和不同情境下的应用，本节全面阐述了自我强化和奖励系统的应用和效果。希望读者能够通过这一节，深入理解自我强化和奖励系统，并在实际生活中应用这一方法，提升自我管理能力和生活幸福感。

第六节　放松技巧

一、深呼吸

深呼吸是一种简单而有效的自我管理技术，广泛应用于减压、放松和提升心理健康。通过有意识地控制呼吸，个体可以调节神经系统，缓解焦虑和压力，提升整体的心理和生理健康。本节将详细介绍深呼吸的理论基础、具体方法、应用步骤以及其在不同情境下的应用，帮助读者全面掌握这一有效的自我管理方法。

（一）理论基础

深呼吸的理论基础之一是自主神经系统的调节功能。自主神经系统包括交感神经系统和副交感神经系统，分别负责"战斗或逃跑"反应和"休息与消化"反应。深呼吸可以激活副交感神经系统，促进放松和恢复，缓解压力和焦虑。

心理生理学研究表明，呼吸与情绪和心理状态密切相关。通过调节呼吸，个体可以影响心率、血压和肌肉紧张度，从而调节情绪和心理状态。深呼吸通过增加氧气供应，促进身体和大脑的放松和恢复，提升整体的心理和生理健康。

（二）具体方法

腹式呼吸

腹式呼吸是一种常见的深呼吸方法，通过有意识地使用腹部而非胸部进行呼吸，个体可以更有效地调节呼吸，帮助促进放松和恢复。腹式呼吸的具体步骤如下：

1. 准备姿势：选择一个舒适的姿势，可以坐着或躺着，放松全身。

2. 手放腹部：将一只手放在腹部，另一只手放在胸部，感受呼吸的变化。

3. 深吸气：通过鼻子缓慢吸气，感受腹部的扩张，尽量让胸部保持不动。

4. 缓慢呼气：通过嘴巴缓慢呼气，感受腹部的收缩，尽量让胸部保持不动。

5. 重复练习：重复以上步骤 5 ~ 10 分钟，注意保持呼吸的缓慢和均匀。

4-7-8 呼吸法

4-7-8 呼吸法是一种由安德鲁·威尔（Andrew Weil）博士推广的深呼吸方法，通过特定的呼吸节奏，个体可以更有效地调节呼吸，促进放松和恢复。4-7-8 呼吸法的具体步骤如下：

1. 准备姿势：选择一个舒适的姿势，可以坐着或躺着，放松全身。

2. 深吸气：通过鼻子缓慢吸气，默数 4 秒，感受腹部的扩张。

3. 屏住呼吸：屏住呼吸，默数 7 秒，保持全身放松。

4. 缓慢呼气：通过嘴巴缓慢呼气，默数 8 秒，感受腹部的收缩。

5. 重复练习：重复以上步骤 4 ~ 8 次，注意保持呼吸的缓慢和均匀。

交替鼻孔呼吸

交替鼻孔呼吸是一种源自瑜伽的深呼吸方法，通过交替使用鼻孔进行呼吸，个体可以平衡神经系统，促进放松和恢复。交替鼻孔呼吸的具体步骤如下：

1. 准备姿势：选择一个舒适的姿势，可以坐着，放松全身。

2. 手按鼻孔：使用右手拇指和无名指，分别按住右鼻孔和左鼻孔。

3. 深吸气：松开左鼻孔，通过左鼻孔缓慢吸气，感受腹部的扩张。

4. 屏住呼吸：按住左鼻孔，屏住呼吸，保持全身放松。

5. 缓慢呼气：松开右鼻孔，通过右鼻孔缓慢呼气，感受腹部的收缩。

6. 交替进行：重复以上步骤，交替使用鼻孔进行呼吸，注意保持呼吸的缓慢和均匀。

（三）应用步骤

选择适合的方法

在应用深呼吸技术时，选择适合自己的深呼吸方法是关键，首先需要选择适合自己的方法。可以根据自己的喜好和需求，选择腹式呼吸、4-7-8呼吸法或交替鼻孔呼吸等方法。通过尝试不同的方法，个体可以找到最适合自己的呼吸方式，提升深呼吸的效果。选择方法通常包括以下几个步骤：

1. 了解不同方法：通过阅读和学习，了解不同深呼吸方法的特点和效果。

2. 尝试不同方法：通过实际练习，尝试不同的深呼吸方法，感受其效果和适应性。

3. 选择适合方法：根据自己的喜好和需求，选择最适合自己的深呼吸方法，确保其效果和持久性。

制订练习计划

根据选择的深呼吸方法，制订详细的练习计划，包括练习的时间、频率和时长。练习计划需要具体明确，易于实施和评估。制订练习计划通常包括以下几个步骤：

1. 设定练习时间：根据自己的生活和工作安排，设定具体的练习时间，确保练习的持续性和稳定性。

2. 确定练习频率：根据自己的需求和目标，确定具体的练习频率，确保练习的效果和持久性。

3. 设定练习时长：根据选择的深呼吸方法，设定具体的练习时长，确保练习的有效性和舒适性。

实施和监控

在实施深呼吸技术的过程中，个体需要逐步、持续地执行练习计划，并定期监控自己的进展和效果。实施和监控通常包括以下几个步骤：

1. 逐步实施：根据练习计划，逐步执行深呼吸练习，确保练习的持续性和稳定性。

2. 定期监控：通过日记或表格，定期记录和评估自己的练习和效果，了解深呼吸的进展和效果。

3. 及时调整：根据监控结果，及时调整练习计划，确保深呼吸的效果和持久性。

评估和调整

在实施深呼吸技术的过程中，个体需要定期评估自己的进展和效果，根据评估结果，调整练习计划，确保深呼吸的有效性。评估和调整是深呼吸技术应用的重要步骤，通过定期评估个体的进展和效果，个体可以及时调整练习计划，确保深呼吸的有效性。评估和调整通常包括以下几个步骤：

1. 定期评估：通过问卷和访谈，定期评估自己的练习和效果，了解深呼吸的进展和效果。

2. 调整练习计划：根据评估结果，及时调整练习计划，确保深呼吸的有效性。

3. 持续支持：在深呼吸练习过程中，个体需要持续提供支持和指导，帮助自己克服困难和挑战。

（四）深呼吸在不同情境下的应用

应用于减压和放松：深呼吸在减压和放松中具有显著效果。通过有意识地控制呼吸，个体可以调节神经系统，缓解压力和焦虑，提升整体的心理和生理健康。

应用于提升专注力和注意力：深呼吸在提升专注力和注意力中也具有显著效果。通过有意识地控制呼吸，个体可以调节心率和血压，提升大脑的供氧量，增强专注力和注意力。

应用于缓解失眠：深呼吸在缓解失眠中也具有显著效果。通过有意识地控制呼吸，个体可以调节神经系统，促进放松和恢复，提升睡眠质量。

深呼吸作为一种简单有效的自我管理技术，通过有意识地控制呼吸，个体可以调节神经系统，缓解压力和焦虑，提升整体的心理和生理健康。

二、正念与冥想

正念与冥想是两种广泛应用于心理健康和自我管理的技术。正念强调当下的觉察和接纳，而冥想则通过集中注意力和放松身心，帮助个体提升心理和生理健康。本小节将详细介绍正念与冥想的理论基础、具体方法、应用步骤以及其在不同情境下的应用，帮助读者全面掌握这些有效的自我管理方法。

（一）理论基础

正念是一种源自佛教的心理技术，强调对当下时刻的觉察和接纳。正念的核心在于无评判地观察自己的思想、情感和身体感觉，从而提升自我觉察和心理灵活性。正念的理论基础包括：

觉察：通过有意识地关注当前的内外部体验，个体可以提升自我觉察，减轻自动化反应带来的负面影响。

接纳：通过无评判地接纳自己的体验，个体可以减少对不愉快情绪的抵抗，提升心理弹性。

冥想（Meditation）是一种通过集中注意力来放松身心的技术，旨在提升个体的心理和生理健康。冥想的理论基础包括：

注意力调节：通过集中注意力于特定对象（如呼吸、声音或视觉图像），个体可以训练注意力，减少心神不宁和分心。

放松反应：冥想可以激活副交感神经系统，促进身体和大脑的放松和恢复，缓解压力和焦虑。

（二）具体方法

正念练习

正念练习可以通过多种方式进行，包括正念呼吸、正念行走和正念饮食等。以下是几种常见的正念练习方法：

正念呼吸

1. 准备姿势：选择一个舒适的姿势，可以坐着或躺着，放松全身。

2. 关注呼吸：将注意力集中在呼吸上，感受每一次吸气和呼气的过程。

3. 觉察分心：当注意力分散时，温和地将注意力带回呼吸上。

4. 持续练习：每天练习 5 ～ 10 分钟，逐步延长练习时间。

正念行走

1. 选择路径：选择一条安静的路径，放松全身。

2. 关注步伐：将注意力集中在每一步的感觉上，感受脚与地面的接触。

3. 觉察分心：当注意力分散时，温和地将注意力带回步伐上。

4. 持续练习：每天练习 10 ～ 20 分钟，逐步延长练习时间。

正念饮食

1. 选择食物：选择一份食物，放松全身。

2. 关注感官：将注意力集中在食物的颜色、气味和味道上，感受吃每一口的过程。

3. 觉察分心：当注意力分散时，温和地将注意力带回食物上。

4. 持续练习：每次进食时练习，逐步提升正念饮食的效果。

冥想练习

冥想练习可以通过多种方式进行，包括专注冥想、引导冥想和慈悲冥想等。以下是几种常见的冥想练习方法：

专注冥想

1. 准备姿势：选择一个舒适的姿势，可以坐着或躺着，放松全身。

2. 选择对象：选择一个对象（如呼吸、蜡烛的火焰或一个词语），将注意力集中在上面。

3. 觉察分心：当注意力分散时，温和地将注意力带回对象上。

4. 持续练习：每天练习 10 ～ 20 分钟，逐步延长练习时间。

引导冥想

1. 准备姿势：选择一个舒适的姿势，可以坐着或躺着，放松全身。

2. 选择音频：选择一个引导冥想的音频，播放并跟随引导。

3. 放松身心：按照引导的指示，逐步放松身体和大脑，感受冥想的过程。

4. 持续练习：每天练习 10 ～ 20 分钟，逐步延长练习时间。

慈悲冥想

1. 准备姿势：选择一个舒适的姿势，可以坐着或躺着，放松全身。

2. 选择对象：选择一个对象（如自己、亲人或陌生人），将注意力集中在对他们的慈悲和善意上。

3. 念诵祝福：默默念诵祝福语，如"愿你平安，愿你健康，愿你幸福"。

4. 持续练习：每天练习 10 ～ 20 分钟，逐步延长练习时间。

（三）应用步骤

选择适合的方法

在应用正念与冥想技术时，首先需要选择适合自己的方法。可以根据自己的喜好和需求，选择正念呼吸、正念行走、专注冥想或引导冥想等方法。选择方法通常包括以下几个步骤：

1. 了解不同方法：通过阅读和学习，了解不同正念与冥想方法的特点和效果。

2. 尝试不同方法：通过实际练习，尝试不同的正念与冥想方法，感受其效果和适应性。

3. 选择适合方法：根据自己的喜好和需求，选择最适合自己的正念与冥想方法，确保其效果和持久性。

制订练习计划

根据选择的正念与冥想方法，制订详细的练习计划，包括练习的时间、频率和时长。练习计划需要具体明确，易于实施和评估。通过制订具体明确的练习计划，个体可以更有效地实施正念与冥想，提升其效果和持久性。制订练习计划通常包括以下几个步骤：

1. 设定练习时间：根据自己的生活和工作安排，设定具体的练习时间，确保练习的持续性和稳定性。

2. 确定练习频率：根据自己的需求和目标，确定具体的练习频率，确保练习的效果和持久性。

3. 设定练习时长：根据选择的正念与冥想方法，设定具体的练习时长，确保练习的有效性和舒适性。

实施和监控

在实施正念与冥想技术的过程中，个体需要逐步、持续地执行练习计划，并定期监控自己的进展和效果。通过逐步执行练习计划，个体可以逐步提升正念与冥想的效果，缓解压力和焦虑。实施和监控通常包括以下几个步骤：

1. 逐步实施：根据练习计划，逐步执行正念与冥想练习，确保练习的持续性和稳定性。

2. 定期监控：通过日记或表格，定期记录和评估自己的练习和效果，了解正念与冥想的进展和效果。

3. 及时调整：根据监控结果，及时调整练习计划，确保正念与冥想的效果和持久性。

评估和调整

在实施正念与冥想技术的过程中，个体需要定期评估自己的进展和效果，根据评估结果，调整练习计划，确保正念与冥想的有效性。评估和调整通常包括以下几个步骤：

1. 定期评估：通过问卷和访谈，定期评估自己的练习和效果，了解正念与冥想的进展和效果。

2. 调整练习计划：根据评估结果，及时调整练习计划，确保正念与冥想的有效性。

3. 持续支持：在正念与冥想练习过程中，个体需要持续提供支持和指导，帮助自己克服困难和挑战。

（四）正念与冥想在不同情境下的应用

应用于减压和放松：正念与冥想在减压和放松中具有显著效果。通过有意识地控制注意力和放松身心，个体可以调节神经系统，缓解压力和焦虑，提升整体的心理和生理健康。

应用于提升专注力和注意力：正念与冥想在提升专注力和注意力中也具有显著效果。通过有意识地控制注意力和放松身心，个体可以训练注意力，减少心神不宁和分心，进而提升专注力。

应用于缓解失眠：正念与冥想在缓解失眠中也具有显著效果。通过有意识地控制注意力和放松身心，个体可以调节神经系统，促进放松和恢复，提升睡眠质量。

正念与冥想作为两种广泛应用的心理技术，通过有意识地控制注意力和放松身心，个体可以调节神经系统，缓解压力和焦虑，提升整体的心理和生理健康。希望每一位读者都能通过这些方法，找到内心的宁静，提升自我管理能力和生活幸福感。

三、渐进式肌肉放松

（一）理论基础

渐进式肌肉放松训练法（PMR）是由美国医生埃德蒙·雅各布森

（Edmund Jacobson）在 20 世纪 30 年代开发的一种放松技术。其核心理念是通过有意识地紧张和放松身体的各个肌肉群，使个体可以识别和减少身体的紧张感，从而达到整体的放松效果。PMR 主要用于缓解压力、焦虑和失眠等问题。

（二）具体方法

准备阶段

1. 找一个安静、舒适的地方，确保不会被打扰。

2. 坐在一把舒适的椅子上，或者躺在床上，保持身体的舒适和放松。

3. 闭上眼睛，深呼吸几次，缓慢地吸气和呼气，放松身体。

肌肉紧张和放松阶段

从头到脚或从脚到头逐步进行，每个肌肉群进行以下步骤的训练：

1. 紧张：有意识地收紧该肌肉群，保持紧张状态 5 ～ 10 秒钟，感受肌肉的紧张感。

2. 放松：迅速放松该肌肉群，保持放松状态 20 ～ 30 秒钟，感受肌肉的放松感和与紧张感的对比。

结束阶段

完成所有肌肉群的紧张和放松后，保持全身的放松状态几分钟，深呼吸，感受身体的放松和舒适。

（三）应用步骤

选择环境：选择一个安静、舒适的环境进行练习，避免干扰。

设定时间：每天固定时间进行练习，如早晨起床后或晚上睡觉前。

逐步练习：初学者可以从较短时间（如 10 ～ 15 分钟）开始，逐渐延长到 20 ～ 30 分钟。

结合呼吸：在紧张和放松肌肉的过程中，结合深呼吸，增强放松效果。

记录感受：在练习后，记录自己的感受和变化，观察身体和情绪的改善。

注意事项

避免过度紧张：在肌肉紧张时，避免用力过猛，以免造成肌肉拉伤。

持续练习：渐进式肌肉放松需要持续练习，才能达到最佳效果。

个体差异：每个人的放松效果和感受不同，找到适合自己的节奏和方法。

渐进式肌肉放松是一种简单而有效的放松技术，通过有意识地紧张和放松肌肉，个体可以识别和减少身体的紧张感，达到整体的放松效果。无论是缓解压力、焦虑，还是改善睡眠质量，PMR 都可以作为一种有益的自我管理工具。通过持续地练习，你可以更好地掌控自己的身体和情绪，提升生活的幸福感和健康水平。

四、瑜伽

瑜伽是一种综合身体、心灵和精神的实践，其起源可以追溯到古印度。瑜伽不仅是一种身体锻炼方式，更是一种通过呼吸控制、身体姿势、冥想等方法实现自我统一与平衡的生活方式。

（一）理论基础

大约在公元前 300 年时，帕坦伽利编写了《瑜伽经》，这是瑜伽哲学的核心经典之一。《瑜伽经》概述了由"八支分法"组成的瑜伽实践。

制戒：非暴力、真实、不偷盗、节制、不贪。

内制：纯洁、知足、自我修行、自我研究、顺从。

体式：各种瑜伽姿势。

调息：呼吸控制。

制感：感官内收。

专注：集中注意力。

冥想：持续专注。

三摩地：最终的自我实现和心灵的合一。

（二）具体方法

体式练习

1. 婴儿式

步骤：跪在地上，大脚趾相触，膝盖分开，身体前倾，额头触地，手臂自然放在身体两侧。

益处：放松背部和肩部，缓解焦虑和压力。

2. 桥式

步骤：仰卧，屈膝，双脚平放于地面，双手放在身体两侧，臀部抬离地面，肩膀和脚支撑身体。

益处：打开胸部，促进呼吸，缓解抑郁情绪。

3. 猫牛式

步骤：四肢着地，吸气时抬头、下沉背部（牛式），呼气时低头、拱起背部（猫式），交替进行。

益处：缓解背部和肩部的紧张，促进脊柱的灵活性，释放压力。

4. 树式

步骤：站立，抬起一条腿，脚掌放在另一条腿的内侧，双手合十于胸前或举过头顶，保持平衡。

益处：增强平衡感和集中力，稳定情绪。

调息练习

1. 腹式呼吸

步骤：坐或躺下，放松全身，深吸气，感觉空气充满腹部，缓慢呼气，感觉空气从腹部排出。

益处：增加氧气摄入，促进放松，减轻焦虑。

2. 交替鼻孔呼吸

步骤：坐下，右手拇指闭合右鼻孔，左鼻孔吸气，右手无名指闭合左鼻孔，右鼻孔呼气，交替进行。

益处：平衡左右脑的能量，缓解紧张和焦虑。

冥想

1. 专注呼吸冥想

步骤：选择一个安静的地方，坐下或躺下，闭上眼睛，专注于每一次吸气和呼气，排除杂念。

益处：增强专注力，减少焦虑和抑郁情绪。

2. 引导冥想

步骤：通过听从引导师的指示，进行有目的的冥想，如想象一个宁静的场景。

益处：转移注意力，放松身心。

3. 瑜伽练习的注意事项

根据自己的身体状况和情绪状态，选择适合的瑜伽体式、呼吸练习和冥想方法。初学者应从简单的体式和呼吸练习开始，逐渐增加难度和练习时间。每天或每周固定时间进行瑜伽练习，保持规律性。在练习体式时，注意身体的感觉，避免过度拉伸或用力，以免受伤。如果有严重的情绪障碍，建议在专业瑜伽导师或心理医生的指导下进行练习。

瑜伽作为一种综合性的身心修炼方法，通过体式、呼吸练习和冥想的结合，可以有效缓解情绪障碍，提升情绪稳定性和心理健康水平。通过持续的瑜伽练习，你可以更好地管理和调节情绪，提升生活的幸福感和健康水平。如果你有任何疑虑或特殊需求，建议咨询专业的瑜伽导师或心理医生，以获得个性化的指导和支持。

第七节　发挥运动对情绪的调节作用

一、运动对情绪的影响

运动对情绪的影响是一个被广泛研究和认可的领域。运动不仅对身体健康有益，对心理健康和情绪调节也有显著的积极作用。以下是运动对情绪影响的几个主要方面及其背后的机制。

（一）释放"幸福激素"

内啡肽

作用：运动过程中，身体会释放内啡肽，这是一种能够改善情绪、减轻疼痛和压力的化学物质，常被称为"幸福激素"。

效果：内啡肽的释放可以带来愉悦感和满足感，有助于缓解焦虑和抑郁情绪。

血清素和多巴胺

作用：运动可以提高血清素和多巴胺的水平，这两种神经递质与情绪调节、动力和幸福感密切相关。

效果：提高这些神经递质的水平有助于改善情绪和提升整体心理健康。

（二）改善睡眠质量

促进深度睡眠

作用：规律运动可以帮助增加深度睡眠的时间，提高睡眠质量。

效果：良好的睡眠对情绪调节至关重要，能够减少焦虑和抑郁症状，提升日间的情绪稳定性。

调节生物钟

作用：运动有助于调节生物钟，帮助建立规律的睡眠模式。

效果：有规律的睡眠模式有助于保持情绪的稳定和整体心理健康。

（三）减少压力和焦虑

释放紧张

作用：通过运动，身体可以释放积累的紧张和压力，缓解肌肉的紧绷感。

效果：减少身体的紧张感有助于减轻心理压力和焦虑情绪。

增强应对能力

作用：规律的运动可以增强身体的应对能力，使人更容易适应和应对生活中的压力和挑战。

效果：提高应对能力有助于提升心理韧性，减少压力对情绪的负面影响。

（四）提升自尊和自信

身体形象

作用：通过运动，可以改善身体形象，增强自我认同感和自信心。

效果：良好的身体形象和自信心有助于提升整体情绪和心理健康。

成就感

作用：设定并实现运动目标，可以带来成就感和满足感。

效果：成就感和满足感有助于提升自尊，减少负面情绪。

（五）增强社交联系

团体运动

作用：参加团体运动（如团队运动、健身班等）可以增加社交机会，增强社会支持。

效果：积极的社交联系和支持网络有助于改善情绪和心理健康。

社交互动

作用：通过运动，可以与他人建立和维持积极的社交互动，减少孤独感。

效果：良好的社交互动有助于改善情绪，减少抑郁和焦虑症状。

（六）增强认知功能

促进脑功能

作用：运动可以促进大脑血液循环，增加氧气和营养物质的供应，增强脑功能。

效果：强大的脑功能有助于提升认知能力和情绪调节能力。

减少认知衰退

作用：规律运动可以减少认知衰退的风险，保持大脑健康。

效果：健康的大脑功能有助于维持情绪稳定和心理健康。

（七）培养健康习惯

形成规律

作用：通过培养规律的运动习惯，可以培养其他健康的生活习惯，如健康饮食和良好睡眠。

效果：整体健康的生活方式有助于改善情绪，提升心理健康。

目标设定

作用：设定并实现运动目标，可以培养自律和坚持的品质。

效果：自律和坚持的品质有助于提升心理韧性和情绪调节能力。

二、选择适合的运动类型

不同的运动类型对情绪的影响有所不同，选择适合自己的运动方式非常重要：

有氧运动

示例：跑步、游泳、骑自行车、跳舞。

效果：有氧运动能显著提高心率，促进内啡肽和血清素的释放，带来愉悦感和满足感。

力量训练

示例：举重、阻力训练、瑜伽。

效果：力量训练可以增强自尊和自信，改善身体形象，有助于缓解焦虑和抑郁情绪。

团体运动

示例：篮球、足球、排球。

效果：团体运动能够增加社交互动和支持，有助于减少孤独感，改善情绪。

放松运动

示例：瑜伽、太极、冥想。

效果：这类运动有助于放松身心，减少压力和焦虑，提升整体情绪。

三、制订规律的运动计划

设定具体目标

方法：设定可实现的小目标，如每周运动 3 次，每次 30 分钟。

效果：实现目标带来的成就感有助于提升自尊和改善情绪。

逐步增加强度

方法：从低强度开始，逐步增加运动强度和时长。

效果：避免过度运动导致的疲劳和挫败感，保持积极的运动体验。

保持一致性

方法：将运动融入日常生活，选择固定的时间和地点进行运动。

效果：规律的运动习惯有助于长期情绪调节和心理健康。

运动对情绪调节和心理健康有多方面的积极影响。通过运动释放"幸福激素"，可以改善睡眠质量、减少压力和焦虑、提升自尊和自信、增强社交联系、增强认知功能、培养健康的习惯，可见，运动能够显著改善情绪，提升整体心理健康水平。建议选择适合自己的运动方式，并逐步培养规律的运动习惯，以获得最佳的情绪调节效果。通过选择适合的运动类型、制订规律的运动计划、寻找运动伙伴、关注身体和心理信号，以及结合其他健康习惯，帮助你在日常生活中保持积极的情绪和良好的心理状态。

通过规律运动、保持社交联系、实践正念和冥想、设定现实的目标、管理时间和压力、保持良好的个人卫生、培养兴趣爱好、改正不良习惯、保持积极心态和定期体检，可以有效地提升整体健康和情绪调节能力。这些健康的日常习惯不仅有助于提升身体健康、减少疾病风险，还能增强心理韧性、提升幸福感和生活质量。此外，我们不仅要依靠自己的努力，还要善于求助于社会和亲友。社会支持和亲友关爱可以提供情感支持和实际帮助，增强我们的应对能力和心理韧性。在共同的支持和努力下，我们可以更好地维护和提升身心健康。

第五章　情绪障碍的社会支持

在前面的章节中，我们详细探讨了个人如何通过各种策略和方法来管理自己的情绪障碍。从认知行为疗法到正念练习，再到自我关怀和情绪调节技巧，这些方法都强调了个体在情绪管理中的主动性和自主性。然而，情绪障碍的管理不仅仅是个人的事情，它还涉及我们与他人之间的互动和关系。在这个过程中，社会支持系统扮演着至关重要的角色。

第一节　社会支持系统

社会支持系统是指一个人能够依赖的朋友、家人、同事及其他社会关系网络。社会支持系统的概念最早可以追溯到 20 世纪中期的社会学和心理学研究。心理学家们发现，人类的情感和心理健康不仅受到个人内在因素的影响，还受到外部社会环境的深刻影响。社会支持系统理论认为，个体的社会关系网络能够提供情感、信息和实际帮助，从而影响其心理健康和生活质量。

一、社会支持系统的主要类型

情感支持：包括同情、关心、爱和信任。这种支持能够帮助个体在情感上感到被理解和被接纳。

工具性支持：实际的帮助和服务，例如经济援助、照顾孩子、提供交通工具等。

信息性支持：提供建议、指导和信息，帮助个体做出决策或解决问题。

一个有效的社会支持系统通常包括以下几个方面：

亲密关系：包括家庭成员、亲密伴侣和密友。这些人是个体最直接和最重要的支持来源。

扩展关系：包括朋友、同事和邻居。这些人提供的支持可能不如亲密关系那么密切，但在日常生活中同样重要。

社区和组织：包括社区组织、兴趣小组、宗教团体等。通过参加这些组织，个体可以获得广泛的社会支持和资源。

专业支持：包括心理咨询师、医生、社工等专业人士。在情感障碍管理中，专业支持起到了关键的辅助作用。

二、社会支持系统与情绪障碍

研究表明，强有力的社会支持系统对情感障碍的管理和恢复具有重要作用。社会支持不仅能够缓解个体的情感压力，还能增强其应对困难的能力。具体来说，社会支持对情感障碍的影响包括：

降低压力水平：当个体感到有人可以依赖时，压力感会显著降低，这有助于缓解焦虑和抑郁等情感障碍。

提高自我效能感：通过他人的支持和鼓励，个体会更相信自己的能力，从而更积极地面对和处理情感问题。

提供实际帮助：在面对具体问题时，社会支持系统可以提供实际的帮助和资源，减轻个体的负担。

增强心理韧性：长期的社会支持能够帮助个体建立更强的心理韧性，使其在面对未来的挑战时更具备应对能力。

第二节　建立并维持社会支持系统

社会支持系统在减少发展情绪障碍风险方面有着很大的作用。这种支持来源众多，如家庭、朋友、同龄人或支持团体。建立和维持强大的社会支持系统与更好的心理健康结果和应对压力的韧性有关。社会支持可以充当应对压力的缓冲器，并为个体提供有效应对挑战的资源。通过培养归属感、联系感，社会支持可以增强个体的自尊和自我效能感，减少发展情绪障碍的可能性。

一、如何建立社会支持系统

识别现有资源

1. 评估当前关系：列出目前的朋友、家人、同事以及其他社交联系，评估他们在情感支持方面的潜力。思考他们是否能够提供情感上的理解和帮助。

2. 分析支持类型：确定每个关系能提供的支持类型（情感支持、信息支持、实际帮助等）。例如，有些人可能擅长倾听，而另一些人可能更适合提供实际帮助。

主动建立新关系

1. 参加社交活动：积极参与兴趣小组、社区活动、志愿服务等，结识新朋友。通过共同的兴趣和目标，建立深厚的联系。

2. 拓展兴趣爱好：通过学习新技能或参与新活动，找到志同道合的人。兴趣爱好不仅能丰富生活，还能提供结识新朋友的机会。

3. 利用社交媒体：通过社交媒体平台寻找和加入相关的兴趣群组或支

持小组。在线互动可以打破地域限制，扩大社交圈。

加入支持小组

1. 寻找支持小组：查找本地或在线的情感障碍支持小组，了解其活动和成员。支持小组通常会提供一个安全的环境，让你可以分享和倾听自己与他人的经历。

2. 参与小组活动：积极参与小组活动，分享自己的经历和感受，建立新的联系。通过共同的经历和目标，建立深厚的情感。

利用在线资源

1. 在线论坛和社区：加入相关的在线论坛和社区，参与讨论和交流。在线社区可以提供即时的支持和建议。

2. 虚拟支持网络：通过视频通话、社交媒体等方式，与远方的朋友和家人保持联系。现代技术使得保持联系变得更加容易和便捷。

二、维护社会支持系统的策略

保持定期联系

1. 定期沟通：定期与支持网络中的人联系，分享生活中的点滴和感受。可以通过电话、短信、邮件或社交媒体保持联系。

2. 计划聚会：安排定期的聚会或活动，保持面对面的互动。面对面的交流可以增强情感联系，增进理解和信任。

提供互惠支持

1. 主动帮助：在他人需要时，主动提供帮助和支持，建立相互依赖的关系。建立于互惠基础之上的支持可以增强关系的稳固性。

2. 表达感激：对他人的支持表示感谢，增强关系的稳固性。感激之情可以增强彼此的情感纽带，增加关系的持久性。

建立健康的界限

1. 明确界限：在提供支持时，明确自己的界限，确保不影响自己的情感和生活。健康的界限可以防止情感耗竭。

2. 自我照顾：关注自己的情感和心理健康，确保在帮助他人时不忽视自己。自我照顾是保持长期支持能力的关键。

定期反思和调整

1. 评估支持系统：定期反思自己的社会支持系统，评估其有效性。思考哪些关系对你最有帮助，哪些需要调整。

2. 调整关系：根据需要调整支持系统中的关系，确保其能满足当前的需求。有时需要减少与某些人的联系，增加与另一些人的互动。

建立和维护有效的社会支持系统是一个持续的过程，需要主动识别和建立新的关系，同时保持和维护现有的支持网络。通过以上步骤和策略，个体可以建立一个稳定、互惠和健康的社会支持系统，有效管理情感障碍，提升生活质量。

三、制定维持社会支持系统所面临的挑战与解决方案

很多人可能因为感到害羞、缺乏社交技巧或者对新环境感到陌生，从而难以建立新的关系。可以通过从小规模的活动开始，例如参加兴趣小组或社区活动，逐步增加社交互动。参加社交技巧培训班，阅读相关书籍或观看视频，提升自己的社交能力。为每次活动设定一个小目标，如与一个新朋友聊天，逐步增强信心。

忙碌的生活、地理距离和时间管理不善会导致难以维持长期关系。利用日历或提醒工具，定期安排与朋友和家人的联系时间。通过视频通话、社交媒体和即时通信工具保持联系，即使在地理距离遥远的情况下。识别对你最重要的关系，优先花时间和精力维护这些关系。

有时人们会感到自己给予的支持多于接受的支持，或者反之，导致关系不平衡。与朋友和家人明确沟通彼此的期望和需求，确保关系的互惠性。认识到接受帮助并不代表软弱，勇于接受他人的支持。在提供支持时设定

健康的界限，确保不影响自己的情感和生活。

即使在最亲密的关系中，也可能会出现冲突和误解，影响关系的稳定性。学会使用"我"语句而不是"你"语句，表达自己的感受和需求，避免指责。在冲突中，尝试理解对方的观点和感受，寻找共同点。如果冲突难以自行解决，可考虑寻求第三方调解，如心理咨询师或家庭调解员的帮助。

在长期提供支持的过程中，可能会感到情感耗竭，影响自己的心理健康。定期进行自我照顾活动，如运动、冥想、阅读等，保持情感和心理健康。如果感到情感耗竭，考虑寻求心理咨询师或治疗师的帮助。评估和调整自己的支持系统，确保其能满足当前的需求，同时不过度依赖某一关系。

建立和维护社会支持系统虽然面临诸多挑战，但通过积极的策略和解决方案，这些挑战是可以克服的。通过逐步增加社交活动、定期联系、有效沟通和自我照顾等方法，个体可以建立一个稳定、互惠和健康的社会支持系统，有效管理情感障碍，提升生活质量。

第三节　家庭的支持是社会支持中最强大的支撑

在家庭中，婚姻是其中一个重要的组成部分，婚姻关系凝聚了两个人之间的情感、责任和承诺，同时也会影响到家庭中其他成员的关系。除了夫妻关系外，家庭中还有父母与子女之间的关系，兄弟姐妹之间的关系等。

一、家庭关系与情绪的关系

家庭关系需要长期维护，健康的家庭关系可以为个体提供情感支持、增强安全感，并有助于应对生活中的挑战与压力。然而，不良的家庭关系则会成为压力的一个显著来源，这种压力是复杂多元的。家庭成员之间缺乏有效的沟通往往会导致误解、冲突和紧张，增加家庭成员之间的情绪压力；家庭成员间对个人角色和责任的期望会产生压力，尤其是当这些期望不切实际或是被强加时；伴侣或夫妻间的争吵、不忠、信任缺失或情感疏远等，都会引发深层次的压力；子女的抚养和教育是一项长期的责任，带来的经济、时间和情感投入都会成为压力的来源，尤其是在单亲、多职责或有特殊需求儿童的情况下；家庭经济困难会引起紧张和争议，带来额外的压力；家庭成员的健康问题，包括慢性疾病或残疾，需要其他成员的照顾和支持，这不仅仅是情感压力，也包括时间和金钱的负担。再如家庭动态变化诸如离婚、死亡、新家庭成员的加入（如出生、收养或再婚）等变化也会给家庭关系带来压力。我们应该如何化解家庭关系带来的压力，使之成为对自己最强有力的支撑？

二、在家庭关系中化压力为支持

家庭中的冲突是不可避免的，沟通在家庭关系中扮演着至关重要的角色。良好的沟通可以促进家庭成员之间的理解、信任和尊重。通过沟通，家庭成员可以分享彼此的想法、感受和需求，以便更好地相互了解和支持对方。此外，沟通还可以帮助家庭成员解决问题、预防矛盾、促进和谐相处。总之，良好的沟通是构建健康、稳固家庭关系的基础。

信任是建立在家庭成员之间互相尊重、诚实和可靠性的基础上的，它使家庭成员能够相互依赖、支持和信任对方。有了信任，家庭成员之间可以更轻松地分享彼此的感受和需求，理解和包容对方的不足，并共同解决问题。而安全感则是在信任的基础上建立起来的，它让家庭成员感到在家庭中是受到尊重、接纳和保护的，无论面对什么样的困难和挑战，都可以信任家庭成员的支持和帮助。因此，信任和安全感是构建健康、和谐家庭关系的必备条件。

个人边界是指个人对自己的需求、感受和空间的界定和保护，确保个人在家庭关系中拥有独立性和自主权。在家庭中设定健康的个人边界可以帮助每个家庭成员保持自我身份和独立性，避免过度依赖或过度介入他人的生活。同时，设定个人边界还可以帮助家庭成员更好地保护自己的感情和需求，避免被他人的情绪、期望或行为所影响。在家庭关系中设定清晰的个人边界可以促进相互尊重和理解，减少矛盾和冲突，从而建立更加健康、稳固的家庭关系。因此，了解和尊重他人的个人边界，同时设定并保护自己的个人边界是维系家庭关系的重要方面。

三、寻求支持和帮助

家庭关系会带来各种各样的压力和挑战，但是通过寻求支持和帮助，个人可以更好地理解和处理这些压力，从而建立更加健康和稳固的家庭关系。与家庭成员、朋友或专业人士分享自己在家庭关系中所面对的困难和挑战，倾诉情感、感受和需要，有助于释放情绪、减轻压力，获取不同角度的建议和支持。在处理家庭关系中的压力时，有时可能需要专业的心理咨询师或家庭治疗师的帮助。他们可以帮助个人解决情感问题、改善沟通技巧，促进家庭成员之间的理解和和谐。通过参加课程、阅读书籍或参加工作坊，学习应对家庭关系压力的策略和技巧，提升解决问题的能力和自我调节能力。与家庭成员深入沟通，重新定义家庭成员之间的期望和角色分配，有助于减少冲突和压力，促进更加健康和谐的家庭关系。总的来说，寻求支持和帮助可以帮助个人更好地理解和处理来源于家庭关系的压力，促进个人和家庭成员之间的相互理解、支持和协作，从而建立更加稳固和健康的家庭关系。

四、对家庭现状的客观认知和接纳

对家庭现状的客观认知和接纳也是缓解家庭关系导致的压力的重要方法，可以减少因抗拒和否认产生的心理压力。当个人接受家庭关系存在问题，不再试图否认或逃避现实时，可以减少内心的矛盾和抗拒感，帮助个人更好地处理家庭关系带来的困难。接受不良的家庭关系有助于个人更深入地了解自己和家庭成员以及家庭动态，提升自我认知水平，促进个人对家庭问题的理解和应对。接受不良家庭关系可以让个人更容易表达负面情绪、释放压抑的情感，有助于减轻内心的紧张和不安。接受不良家庭关系也可以促使个人主动寻求外部支持，寻求心理咨询或其他适当的帮助，帮助个人更好地应对家庭关系带来的挑战。然而，尽管接受不良家庭关系会一定程度上缓解家庭关系导致的压力，但重要的是要注意，接受并不意味着认同和被动接受问题的存在。个人仍然需要积极地尝试改善家庭关系、寻求支持和帮助，努力建立更加健康和谐的家庭关系。通过接受现实并采取积极行动，个人才能更好地应对家庭关系带来的压力，实现个人与家庭的幸福和平衡。

五、让家成为"安全基地"

家庭带来的压力对个人的影响是一个普遍存在且重要的议题。家庭是个人生活中最重要的社会支持系统之一，但同时也可能是一个重要的压力来源。正确认识家庭带来的压力对个人的影响，对于有效应对和处理这些压力至关重要。首先，家庭带来的压力可能源于家庭成员之间的矛盾、冲突和不和谐关系，以及家庭内部的期望、责任和角色分配。这些压力会导致个人的情绪困扰，产生焦虑、抑郁等问题。在这种情况下，个人需要学会适当地表达自己的需求和感受，与家庭成员进行有效的沟通，寻求家庭成员的支持和理解。其次，家庭带来的压力也可能源于家庭外部的因素，如经济困难、工作压力、健康问题等。这些因素会影响个人在家庭中的角色和情绪状态，导致个人感到沮丧、无助和失落。在这种情况下，个人需要学会有效地应对外部压力，寻求外部支持和资源，并在家庭中寻找适当的支持和理解。

总的来说，正确认识家庭带来的压力对个人的影响，需要个人保持良好的心理状态，建立健康的应对机制，寻求适当的支持和帮助，同时与家庭成员进行积极的沟通和合作。只有如此，个人才能更好地理解和应对家庭带来的压力，实现家庭关系的和谐和健康，让家成为"安全基地"。

第四节　日常生活中的支持与关怀

情绪障碍是一类复杂且多样的心理问题，涵盖了从抑郁症、焦虑症到双相情感障碍等多种病症。对于那些正在与这些病症作斗争的人来说，朋友支持是至关重要的。朋友在日常生活中的关怀和照顾可以显著改善情绪障碍者的心理状态，并帮助他们更好地应对挑战。

一、朋友在情绪调节中的支持作用

（一）理解与教育

首先也是最重要的一点是理解。要成为一个有效帮助者，必须了解什么是情绪障碍，以及这些疾病如何影响人的日常生活。这不仅仅意味着知道一些基本概念，还要深入了解其复杂性。例如，不要简单地认为抑郁就是"心情不好"，或者焦虑就是"紧张"，因为这些都是深层次的问题，需要专业治疗。

为了更好地理解，可以通过阅读相关书籍、参加讲座或在线课程来学习。此外，可以向专业心理医生咨询，以获取更多关于如何提供有效帮助的信息。这不仅能增加对病友状况的同理心，也能避免一些无意中的伤害性行为。例如，对于患有双相情感障碍的人来说，他们可能会经历极端的高峰（躁狂）和低谷（抑郁），而这种波动并非他们所能控制。因此，对这种波动保持敏感并提供适当支持显得尤为重要。

（二）尊重隐私与自主权

当一个人处于脆弱状态时，他们尤其需要感到自己的隐私和自主权得到了尊重。在提供帮助时，要注意不强迫他们做任何事情。例如，不要强迫他们谈论自己的感觉或经历。如果他们愿意分享，那就耐心倾听；如果不愿意，也不要逼问。在任何情况下，都应该让对方感觉自己掌握着控制权，这是恢复过程中非常关键的一部分。

此外，还需注意不要随便向他人透露患者的信息，即便出于善意也应得到患者同意后再行告知。这种做法既保护了其隐私，又增加了信任度，使得双方关系更加稳固牢靠。同时，在涉及重大决策时，如治疗方案选择等，应尽量让患者参与其中，从而增强其掌控感和积极性，这是恢复过程中不可或缺的重要环节之一。

除了精神上的支持，还有很多实际行动可以帮到有需要的人。以下几条建议可以作为参考：

陪伴：有时候，仅仅陪伴就足够了。不必总想着说些什么或者做些什么，只是在身边，让对方知道自己不是孤单一人。

协助处理事务：由于精神状态的不稳定，有些人可能难以完成日常任务，如购物、打扫卫生等。这时候，你可以主动提出帮忙，但一定要注意方式，不要让对方觉得被施舍。

鼓励健康习惯：引导并鼓励健康饮食、规律作息以及适当运动，对改善精神状况非常有益。但同样，要避免过度干预，让建议显得像命令，而非善意提醒。

陪同就医：如果得到允许，你也可以陪伴朋友去看医生或参加治疗，这是一个很大的安慰，同时也能确保其按时接受治疗。此外，还可协助记录医生的建议，以防信息遗漏，并提醒朋友按时服药及复诊事项，从而确保疗程顺利进行。

监督药物管理：对某些严重病例，需特别关注用药情况，确保按医嘱服用且无误停误漏。

提供紧急援助：在突发危机（如自杀倾向）情况下，必须立刻采取行动，联系相关医疗机构寻求紧急救护。同时保持冷静理智以免加剧事态恶化。

制订规律活动计划：帮助制定合理的时间表包括社交活动安排，使之逐步回归正常社交圈子中去。

（三）情感上的共鸣与倾听技巧

良好的沟通技巧也是关键。在交流中，要学会共鸣而非简单反应。例如，当朋友表达出负面感觉时，与其立即尝试安慰（如说"别担心，一切都会好的"），不如先表示理解（如说"我明白你现在很难受"），这种回应方式能够让患者觉得被真正关注，而不是被轻视。此外，还需掌握以下几点：

积极倾听：这意味着全神贯注于谈话内容，并给予适当反馈，如点头示意或简短回应，以表明你正在认真聆听。切忌打断话题转换方向，否则易使之产生隔阂。

开放式提问：使用开放式问题（即那些不能用简单"是""否"回答的问题），这能够引导患者表达更多内心的真实想法，同时避免给出过于直接且可能带来压力的问题，例如："你今天有什么特别想聊的吗？"

适度沉默：有时候，沉默比急切填补空白更为有效，因为它给予思考空间，使交流变得更加自然舒缓。而此刻只需专注聆听便足矣。

为患有情绪障碍的人创造一个安全舒适的环境至关重要。在物理上，可考虑布置温馨整洁的房间，提供柔软的光线及舒缓的音乐等；从视觉、触觉、嗅觉多方面着手营造放松氛围。从心理层面，则需确保言行举止不会带来额外的压力及困扰，例如减少无谓的争论、批评、指责。制定共同规则以便双方都清楚界限所在，比如何事可打扰、何事须避开等。最后，在帮助他人的过程中勿忘照顾自身需求。长期面对负面信息极易导致自身疲惫甚至产生二次创伤。因此，应保持良好的自我保护意识。

二、教师在情绪调节中的作用

在教育环境中，教师不仅是知识的传授者，也是学生心理健康的重要守护者。随着社会压力的增加和生活节奏的加快，越来越多的学生面临着情绪障碍的问题。教师作为与学生接触最频繁的人之一，在帮助他们缓解和管理情绪方面起着至关重要的作用。本节将探讨教师可以采取的一系列措施，以有效地支持和引导有情绪困扰的学生。

（一）建立信任关系

建立信任关系是任何有效干预措施的重要前提。教师应当学会倾听，给予每个学生表达自己的感受和困扰的机会。在倾听时，要表现出尊重，不打断、不评判，让学生感受到被理解和接纳。保持开放、诚实且积极向上的沟通渠道，使得学生们愿意在需要时向老师寻求帮助。这不仅限于课堂时间，还可以通过课后交流、班主任时间等方式进行。此外，营造一个安全且包容性的课堂环境，让每个学生都能安心地做自己，不必担心受到嘲笑或排斥。这种氛围有助于减轻他们因学业或社交压力而产生的不安与焦虑。

（二）识别并理解症状

教师需要掌握一些基本的心理健康知识，以便能够识别可能存在的问题。例如，对于焦虑症，可以注意到学生是否有过度担忧、不安或身体紧张等表现；对于抑郁症，则需留意学生持续性的低落心境、自我评价低以及兴趣丧失等情况。细致观察每个学生平时的行为习惯上的变化，如突然成绩下降、人际交往减少或者常常迟到缺席，这些都是潜在问题的信号。当发现这些异常现象时，应及时关注并采取适当行动加以干预。

此外，了解影响儿童青少年心理健康的一些背景因素，如家庭环境、人际关系以及个人经历等，有助于全面评估问题根源，并制定更为有针对性的支持方案。例如，一个经历家庭变故或者长期遭受校园霸凌的学生，更容易出现严重心理问题，需要特别关注其特殊需求及处理方式。

（三）多元化教学策略

根据不同类型及程度的学生存在的不同需求特征，因材施教，灵活调整教学方法，制定相应调整策略，在照顾整体进度同时兼顾特殊群体特点。例如借用多样化教学手段（如小组讨论、多媒体工具）增加参与积极性；提供更多互动机会激发兴趣爱好；适当减少竞争性环节降低紧张程度；等等。

针对特定困难领域（如某科目成绩落后），安排课外辅导课程或者推荐校内外专业资源进行补习指导。在此过程中注意避免给学生施加过大压力，应鼓励其逐步提高自我效能感，并肯定其努力成果以增强其自信心。

教授基本社交技能（如如何表达意见建议、解决冲突、合作共事），提高人际互动能力，从而增强归属感及认同度。同时也可利用角色扮演游戏，模拟实际场景，锻炼实践技巧，使得理论知识更易转化为实际应用，提升整体素质水平。在日常课程中融入简单的放松技巧训练，如深呼吸法、自律神经调控法等，通过反复练习逐步掌握控制自身生理反应的能力，从而有效减轻焦虑、抑郁状态带来负面影响。

定期开展班级集体活动（例如郊游探险、体育竞赛），创造良好团队氛围，加强成员之间相互理解包容精神，同时也可借此契机发现潜在人才，发掘培养其新的兴趣爱好，丰富其业余生活内容。

三、职场关系支持与情绪障碍的关系

随着现代社会的发展，工作压力成为许多成年人情绪障碍的重要来源。在公司环境中，上司和同事作为职场中的重要角色，可以通过多种方式帮助员工扫除情绪障碍，促进心理健康。本小节将探讨如何通过建立支持性环境、识别并理解症状、提供资源与支持等方面来帮助员工管理他们的情绪问题。

（一）建立支持性环境

上司应当鼓励开放且诚实的沟通，让员工感到他们可以自由地表达自己的想法和感受。定期举行一对一会议或团队讨论会，确保每个人都有机会分享自己的困扰或建议。领导者应当以身作则，通过自身行为展示对心理健康问题的重视与关怀。例如，可以公开讨论自己如何应对压力，并鼓励团队成员也采取类似的方法来管理他们的压力。

创建包容性文化，确保工作场所是一个包容且尊重差异化需求与背景的地方。无论是对于有特殊需求（如残疾）或者特定文化背景（如少数民族）的群体，都需提供平等的机会及适当调整政策，以便使其更好地融入整体氛围中。

（二）识别并理解症状

上司及同事需要掌握一些基本心理健康知识，以便能够识别可能存在的问题。例如，对于焦虑症，可注意到其是否有过度担忧、不安或者身体紧张等表现；对于抑郁，则需留意其持续低落心境、自我评价低以及兴趣丧失等情况。细致观察每位成员平时行为习惯变化，如有成员突然效率下降、人际互动减少或者频繁请假，这些都是潜在问题信号。当发现这些异常现象时，应及时关注并采取适当行动加以干预。

理解影响职工心理健康的背景因素，包括家庭事务、人际关系以及个人经历等，有助于全面评估根源，并制定更有针对性的支持方案。例如，一个经历家庭变故或者长期承受高压项目的职工，更容易出现严重心理问题，需要特别关注其特殊需求，并采用相应的问题处理方式。

（三）多元化策略

根据不同类型及程度之下存在的不同特点，制定相应调整策略，在照顾整体进度同时兼顾个体差异特征。如合理分配任务量，避免过度负荷；设立弹性上下班时间，缓解交通拥堵带来额外困扰；等等。针对困难领域安排专门培训课程提升技能水平，同时推荐公司内外专业资源进行指导辅导。在此过程中注意避免施加过大的压力，应鼓励其逐步提高自我效能感，肯定其努力成果，增强其信心，使其心态向积极方向发展。定期开展集体活动（例如户外拓展、体育竞赛），创造良好团队氛围，提升成员之间相互理解包容精神，同时也可借此契机发现潜在人才，发掘培养其新的兴趣爱好，丰富其业余生活内容。